Scent and Sensibility

Etherische oliën en aromatherapie voor jou

Bloem Bosman

© Eerste druk 2024, Bloem Bosman
ISBN 978-94-93034-21-1
NUR 861

Van dezelfde auteur:
* Van IJs tot Vuur : Al je vragen over de helende kracht van ijsbaden voor lichaam en geest een-voor-een beantwoord
ISBN 978-94-93034-19-8

Illustraties: Aladzionak Volha, pagina 78, AliExpress 53, Brgfx 12, Freepik 19, 40,56,63, 83, 84, Gstudio imagen1 68, Jcomp 29, Macrovector 18, 21, 27, 36, 43, 45, 48, 51, 63, 66, Nenilkime 59, Ochidart 16, Pch.vector 11, 32, 62, Pikisuperstar 7, 73, Rocketpixel 76, Storyset 22, 34, 77, Vectorpocket 81, Verazinha 61.

Dit boek is geschreven voor informatieve doeleinden. Ondanks zorgvuldigheid bij de samenstelling ervan, kunnen er typografische fouten, onjuistheden en tegenstrijdigheden in staan. De informatie is in geen enkel geval bedoeld als vervanging voor professioneel medisch advies en biedt slechts een beknopt overzicht van gangbare theorieën over toepassing van en behandelmethoden met etherische oliën en aromatherapie. Raadpleeg een arts of aromatherapeut voor specifieke, al dan niet medische toepassingen, vooral bij gezondheidsproblemen, medicijngebruik, zwangerschap of borstvoeding.

Hoewel dit boek goede basisinformatie biedt, zijn etherische oliën een stuk complexer dan hier besproken. Sommige ondersoorten van een plant kunnen andere kenmerken hebben dan andere en ook oliën uit verschillende delen van dezelfde plant kunnen verschillende eigenschappen hebben. Het gebruik van etherische olie kan daarom altijd anders uitpakken dan verwacht. Noch de auteur, noch de uitgever is verantwoordelijk voor welke schade dan ook die direct of indirect het gevolg zou zijn van het gebruik van de informatie in dit boek.

Inhoud

7x olie   51

Synergiën en blends   73

Van A tot Z   85

Achtergrondinformatie

Etherische oliën

Etherische olie, ook bekend als essentiële olie, is de go-to remedie uit de natuur. Deze krachtige oliën hebben al duizenden jaren een ongekende reputatie vanwege hun geneeskrachtige eigenschappen. Elke olie heeft haar eigen voordelen, afhankelijk van de plant waar ze van afkomstig is. Etherische oliën zijn een natuurlijke apotheek die nooit uit de mode raakt.

Op ontdekkingstocht

Nu sta je te popelen om te ontdekken hoe je de weg kunt vinden in deze aroma-apotheek. Waarvoor en hoe kun je al die mooie, heerlijk ruikende oliën gebruiken? Om je daar antwoord op te geven, laten we je kennis maken met diverse etherische oliën en hun toepassingen. Het is tijd om te ontdekken hoe je deze geurige schatten het beste benut.

Laten we om te beginnen kijken hoe je de oliën in de praktijk gebruikt. Dit kan aromatisch, inwendig of topisch zijn of als ingrediënt van een puur-natuur, zelfgemaakt verzorgingsproduct.

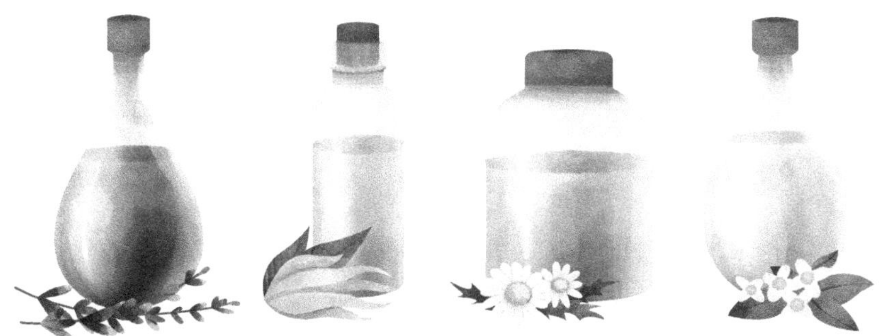

Aromatisch gebruik

De actieve bestanddelen van etherische oliën worden via de bloedvaten in de longen opgenomen als je ze inademt. Dit noemen we aromatisch gebruik. Als je op zoek bent naar een effectieve manier om oliën aromatisch in te zetten, is een diffuser (verstuiver) een goede keuze. Hiermee verspreid je de etherische olie door de lucht, waardoor je kunt genieten van voordelen zoals stressvermindering, een verbeterde stemming, betere concentratie en nog veel meer.

Een letterlijk handige manier om de geur direct in te ademen, is door een paar druppels op je handen te doen en deze over je mond en neus te houden. Zo kun je de aromatische rijkdommen rechtstreeks ervaren, waar en wanneer je maar wilt.

Inwendig gebruik

Inname via de mond is een andere optie om etherische oliën op te nemen. Veel oliën kunnen door het bloed worden opgenomen en zo hun weg vinden naar verschillende delen van het lichaam. Zorg er wel voor dat je je eerst goed verdiept in de specifieke olie die je van plan bent te gebruiken. Sommige oliën, zoals **oregano-** en **kruidnagel-olie**, mogen niet langer dan een week op deze manier worden ingenomen en moeten altijd worden verdund. Er zijn ook oliën die giftig (**kamfer**), irriterend (**aborvitae**), neurotoxisch (**alsem**) of zelfs kanker-verwekkend (**sassafras**) zijn! Raadpleeg bij twijfel altijd een aromatherapeut.

Een kleine hoeveelheid, één tot drie druppels, toegevoegd aan een glas water of een kop kruidenthee, is al voldoende om van de voordelen van etherische oliën te profiteren. Maar de meest doeltreffende methoden om oliën in te nemen, is door één enkele druppel onder je tong te plaatsen.

Topisch gebruik

Het aanbrengen van de etherische olie op specifieke delen van je lichaam, zoals je huid, haar, nagels of tanden, noemen we topisch gebruik. De oliën doen direct hun heilzame werk op de plek waar je ze aanbrengt, of ze komen in de bloedbaan en worden getransporteerd naar delen van het lichaam waar ze nodig zijn. Je kunt de olie direct inwrijven, of je kiest voor lotion, body wash, crème, shampoo of tandpasta met etherische oliën - zelfgemaakt of uit de winkel.

Dosering inwendig gebruik

Neem niet meer dan drie druppels per keer en doe dit niet meer dan zes keer per dag, wat neerkomt op een maximum van 18 druppels per dag.

Bij sterke oliën is het verstandig om doseringsadvies in te winnen bij een aromatherapeut. Als je de olie hebt gekocht bij een gespecialiseerde winkel, kan de verkoper je ook informeren en vaak zit er een handleiding bij de olie waar de dosering in beschreven staat.

Kinderen onder de drie jaar mogen etherische olie absoluut nooit innemen. Voor kinderen tussen de 3 en 12 jaar moet je altijd een aromatherapeut of je huisarts om groen licht vragen.

Deze oliën mag je niet inwendig gebruiken

- *Alsem*
- *Aborvitae*
- *Berk*
- *Cederhout*
- *Cypres*
- *Douglas*
- *Eucalyptus*
- *Jeneverbes*
- *Kamfer*
- *Nardus*
- *Sassafras*
- *Wintergroen*
- *Witte den*

Dosering topisch gebruik

Gebruik drie tot maximaal zes druppels per keer en doe dit niet meer dan zes keer per dag, wat neerkomt op een maximum van 36 druppels per dag.

Voor kinderen onder de 15 jaar ligt de grens bij twee druppels per keer, maximaal zes keer per dag en altijd verdund.

Met olie in bad

Een andere handige manier om van etherische oliën te genieten, is door ze aan je bad toe te voegen. Druppel wat olie op een spons en laat die in het badwater drijven. Net als bij andere toepassingen geldt ook hier dat een paar druppels al voldoende is. Overmatig gebruik kan irritatie aan je huid, ogen of neus veroorzaken, dus voor een ontspannen bad-ervaring, kies je voor de subtiele aanpak.

Draagolie

Hoewel veel oliën direct op de huid kunnen worden aangebracht, is het belangrijk te weten dat sommige oliën irriterend kunnen zijn wanneer ze onverdund worden gebruikt. In zulke gevallen is het slim om een pure plantaardige draagolie te gebruiken om de etherische olie te verdunnen. Draagoliën, zoals **jojoba-**, **avocado-**, **amandel-** of **walnootolie**, worden veel gebruikt als een huidvriendelijke buffer.

Naast het vermijden van irritatie, heeft het verdunnen van oliën nog een voordeel: het maakt het eenvoudiger om de olie over een groter deel van de huid aan te brengen.

Patch-test

Voor topisch gebruik van etherische oliën, is het aan te raden om eerst een klein beetje van de verdunde olie op de binnenkant van je pols aan te brengen om te kijken of er geen allergische reactie optreedt. Dit geldt met name voor mensen met een gevoelige huid of huidaandoeningen, zoals eczeem of psoriasis. Dit noemen we een *patch-test*.

Houdbaarheid

Etherische oliën hebben ook een houdbaarheidsdatum. Gebruik geen olie die langer dan drie jaar op de plank heeft gestaan. Als een olie over datum is, kan ze bederven en een allergische reactie veroorzaken.

Zelfgemaakte producten

Het wordt steeds populairder om zelf producten te maken met etherische oliën, zodat je op jouw eigen manier kunt genieten van hun heilzame eigenschappen. Denk bijvoorbeeld aan het maken van zeep met een zorgvuldig samengestelde mix van etherische oliën en andere natuurlijke ingrediënten. Elke keer als je de zeep gebruikt, worden deze oliën liefdevol opgenomen door je huid.

Of je kunt de magie van etherische oliën integreren in het maken van kaarsen. Zodra je zo'n kaars aansteekt, vult je huis zich met de aangename geur van de specifieke olie die je hebt gekozen.

Het zelf creëren van producten opent de deur naar een persoonlijke beleving van de weldaden van etherische oliën, elke keer weer. De horizon van mogelijkheden strekt zich eindeloos uit. Laat je creativiteit de vrije loop en waag je aan het maken van je eigen shampoo, bodylotion, lippenbalsem, tandpasta, schoonmaakmiddelen of zelfs insectensprays. Verken, experimenteer en ontdek de geneugten van een persoonlijke touch in alles wat je gebruikt, doordrenkt met de heerlijke aroma's en weldadige effecten van etherische oliën.

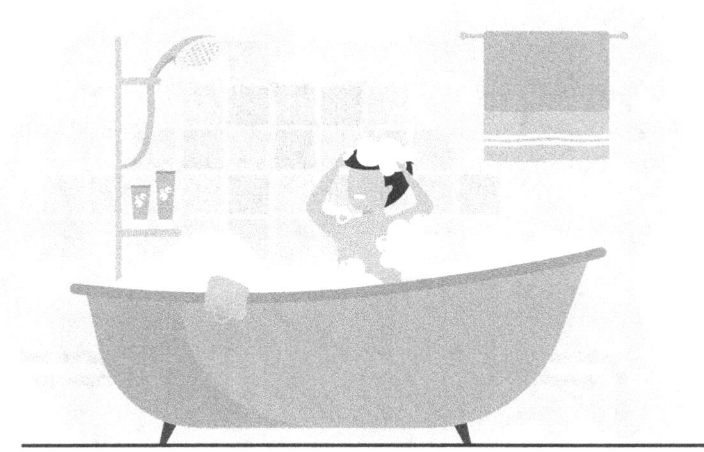

Basisrecept tandpasta

Ingrediënten
- *8 eetlepels kokosolie*
- *4 eetlepels zuiveringszout (natriumbicarbonaat)*
- *20 druppels pepermuntolie*
- *5 druppels tea tree-olie*
- *1 theelepel xylitol (optioneel)*

1. *Doe de kokosolie in een kom en smelt het in de magnetron of au bain-marie totdat het vloeibaar is.*
2. *Roer hier het zuiveringszout doorheen totdat je een glad mengsel krijgt.*
3. *Voeg de etherische oliën toe aan het mengsel en roer opnieuw.*
4. *Als je een zoetere tandpasta wilt, roer je er nu de xylitol doorheen.*
5. *Giet het mengsel in een glazen pot, laat het afkoelen en stollen en sluit dan de pot af.*
6. *Druk de haren van je tandenborstel in de zelfgemaakte tandpasta en poets je tanden zoals je gewend bent.*

Je kunt dit recept aanpassen aan je eigen voorkeur door andere etherische oliën toe te voegen. Eucalyptusolie is verkoelend; kruidnagelolie helpt tegen kiespijn.

Houd er rekening mee dat deze tandpasta geen fluoride bevat, dus als je fluoride belangrijk vindt voor je tandgezondheid, gebruik dan een fluoridehoudende tandpasta waar je zelf etherische olie aan toevoegt.

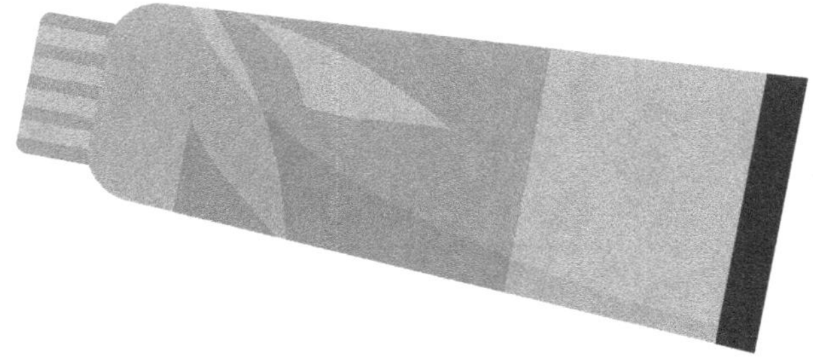

De voordelen van etherische oliën

Etherische oliën zijn rijk aan diverse geneeskrachtige en weldadige eigenschappen. **Pepermuntolie** bijvoorbeeld, kan je ondersteunen bij het concentreren en massages met deze olie zullen spierspanning verlichten en de bloedsomloop stimuleren. **Lavendelolie** staat bekend om haar kalmerende effecten, wat bijdraagt aan een betere slaapkwaliteit. **Rozemarijnolie** wordt gewaardeerd vanwege haar vermogen om haarverlies te beperken.

Dit zijn maar drie willekeurige voorbeelden, want er zijn talloze etherische oliën, elk met een eigen unieke set eigenschappen en toepassingen die de gezondheid en het uiterlijk van je huid en haar kunnen bevorderen, de spijsvertering kunnen ondersteunen, pijn kunnen verlichten, ontstekingen kunnen helpen verminderen en zelfs de frequentie en intensiteit van hoofdpijn kunnen verminderen. Laten we daarom nu naar een aantal veelgebruikte etherische oliën gaan kijken.

Wat is etherische olie eigenlijk?

Een etherische olie wordt gedefinieerd als een sterk geconcentreerde hydrofobe (waterafstotende) vloeistof met vluchtige aromatische verbindingen, gewonnen uit planten. Ze worden simpelweg vernoemd naar (het deel van) de plant waaruit ze zijn geëxtraheerd, zoals **jeneverbesolie** uit -je raadt het al- de jeneverbes. In dit boek noemen we de olie soms direct bij haar plantennaam. Als je daarvan in de stress schiet, zou je een drupje **palmarosa** kunnen nemen. Daar word je lekker rustig van ;-).

Therapeutische waarde

De kwaliteit, de samenstelling en daarmee de therapeutische waarde van verschillende etherische oliën kan behoorlijk variëren. Deze worden beïnvloed door allerlei factoren, waaronder de extractiemethode, het tijdstip van groei en oogst van de gebruikte plant en uiteraard de wezenlijke medicinale kracht van de plant zelf. Oftewel de geest, de essentie van de plant.

Extractiemethoden

De extractiemethode verwijst naar de manier waarop aromatische verbindingen uit plantenmateriaal worden gehaald (geëxtraheerd) om de etherische olie te verkrijgen. Er zijn verschillende extractiemethoden, waarvan stoomdestillatie de meestgebruikte is. Dit is een relatief zachte methode om essentiële oliën te verkrijgen, omdat de temperaturen niet zo hoog zijn als bij andere destillatietechnieken. Dit is belangrijk omdat sommige vluchtige componenten gevoelig zijn voor hitte en bij hogere temperaturen hun aromatische eigenschappen kunnen verliezen.

Zo werkt stoomdestilatie:

1. *Er wordt water verhit in een destillatieapparaat tot het kookt en stoom produceert.*
2. *De stoom stijgt op en gaat door het plantenmateriaal (bijvoorbeeld bloemen, bladeren of geplette zaden) dat in een apart gedeelte van het destillatieapparaat is geplaatst.*
3. *Door de stoom komen stoffen die gemakkelijk verdampen bij relatief lage temperaturen (vluchtige componenten) vrij uit het plantenmateriaal.*
4. *De stoom neemt de vluchtige componenten mee door een koelsysteem waar het mengsel condenseert en weer vloeibaar wordt.*
5. *Omdat water en olie niet mengen, komt de etherische olie bovendrijven.*
6. *De olie wordt gescheiden van het water.*
7. *Het water dat overblijft, staat bekend als hydrolaat of bloemenwater en kan soms ook waardevolle eigenschappen bevatten.*

Andere methoden zijn koude persing, oplosmiddelextractie en CO2-extractie. Een traditionele methode is 'enfleurage'. Hierbij worden de bloemen van een plant in vet gelegd, waarna de vetmoleculen de aromatische verbindingen absorberen. Vervolgens wordt de etherische olie uit het vet geëxtraheerd.

Elke methode heeft zijn eigen voor- en nadelen. De keuze voor een bepaalde methode is o.a. afhankelijk van de eigenschappen van de plant en uit welk deel van de plant de olie moet komen.

Eén plant, zeven oliën

Etherische olie kan uit verschillende delen van planten worden gewonnen, afhankelijk van de soort plant en het type olie dat wordt geproduceerd. Dit zijn de plantdelen waaruit de etherische oliën worden geëxtraheerd:

Bloemen
*De meeste oliën worden gewonnen uit bloemblaadjes. Voorbeelden hiervan zijn **rozenolie**, **jasmijnolie**, **lavendelolie** en **kamille-olie**.*

Bladeren
*Etherische oliën kunnen ook worden verkregen uit de bladeren. Bijvoorbeeld **eucalyptusolie**, **pepermuntolie** en **tea tree-olie**.*

Zaden
*Olie kan worden geëxtraheerd uit de zaden van planten. Denk hierbij aan **venkelzaadolie**, **komijnzaadolie** en **korianderzaadolie**.*

Vruchten
*Soms wordt etherische olie gewonnen uit de schil van vruchten. Citrusoliën, zoals **sinaasappel-olie** en **citroenolie**, worden op deze manier verkregen.*

Wortel
*Wortels van bepaalde planten kunnen ook worden gebruikt om etherische oliën zoals **gemberolie** en **engelwortel-olie** te produceren.*

Schors
*De schors van bepaalde bomen wordt gebruikt om etherische oliën te maken. **Kaneelschorsolie** is hier een voorbeeld van.*

Hout
*Ook de houtachtige delen van sommige bomen kunnen worden gebruikt om olie aan te onttrekken. **Sandelhoutolie** is zo'n olie.*

Vijf methodes om etherische olie toe te passen

Er zijn verschillende methodes waarop je etherische oliën kunt toepassen. We nemen hier een kijkje naar de vijf meest gangbare en gebruiksvriendelijke daarvan. Samen bieden ze een breed scala aan mogelijkheden om etherische oliën op een eenvoudige manier te integreren in je dagelijkse wellness-routine, afgestemd op jouw behoeften en voorkeuren.

Directe inhalatie

Deze methode kan op verschillende manieren worden toegepast, waarbij de meest voor de hand liggende is om etherische nevel rechtstreeks uit het flesje in te ademen.

Je kunt de olie ook op een watje of lapje druppelen en dit in je tas mee nemen om gedurende de dag te gebruiken, zodra dat nodig is. Dit kan bijvoorbeeld handig zijn als je zwanger bent en last hebt van misselijkheid. **Pepermuntolie** werkt hier prima voor. **Kamille-olie** kun je op deze manier gebruiken als je af en toe last hebt van stress of angstaanvallen.

Een andere manier is stoominhalatie. Doe enkele druppels van je favoriete etherische olie in een kom met stomend water, bedek je hoofd met een zachte handdoek en adem de opstijgende dampen langzaam in door je neus. Adem uit door je mond.

Diffusie via natuurlijke verdamping

Dit is de meest toegepaste manier waarop etherische oliën kunnen worden ingezet. Doe 10 tot 15 druppels olie in een kom heet water met epsomzout of Keltisch zeezout en zet deze op een centrale plek in je woonkamer. Het liefst op plek die belangrijk is voor jou.

Epsomzout

Epsomzout, ook wel bekend als magnesiumsulfaat, dankt zijn naam aan de plaats Epsom in Engeland, waar het zout voor het eerst werd ontdekt. Epsomzout staat bekend om zijn veelzijdige toepassingen en wordt vaak gebruikt voor gezondheids- en wellnessdoeleinden. Neem 's avonds eens een warm bad met dit magische zout erin. Dit kun je ervan verwachten:

Ontspanning en stressvermindering
Het oplossen van het zout in het badwater kan helpen om spierspanning te verminderen, stress te verlichten en ontspanning te bevorderen.

Spierpijn en -pijnverlichting
Het magnesium in epsomzout wordt door de huid opgenomen en helpt bij het verminderen van spierpijn, krampen en pijnlijke gewrichten.

Ontgiften
Het gebruik van epsomzout in het bad kan helpen bij het ontgiften (detox, ontslakken) van het lichaam. Onder andere de zwavel in het zout draagt bij aan de ontgiftende processen.

Verbetering van de slaapkwaliteit
Epsomzout wordt in verband gebracht met een betere slaapkwaliteit en bevordert de ontspanning voor het slapengaan.

Huidverzorging
Gebruik epsomzout in je badritueel ook eens als scrub om dode huidcellen te verwijderen en geef je huid een heerlijk zachte touch.

*Na het bad smeer je jezelf natuurlijk in met een nachtcrème op basis van etherische oliën, zoals **lavendelolie** (ontspanning, slaapbevorderend), rozenolie (hydraterend, rustgevend) en **rozenbotel-olie** (huidverjongend).*

Een andere manier om deze methode toe te passen is door terracotta kommen te gebruiken die speciaal zijn ontworpen voor het verspreiden van etherische oliën. Je kunt ook een watje of lapje met olie erop gedruppeld naast je bed leggen. Dit werkt goed voor zeer sterke oliën, maar is net iets minder effectief dan de andere diffusiemethoden.

Direct contact met de huid

Je weet nu dat veel oliën direct op de huid kunnen worden aangebracht. Maar als je een gevoelige huid hebt of als je een sterke olie wilt gebruiken, zoals **pepermunt, wintergroen** of **lavendel**, kun je er toch beter voor kiezen om te verdunnen met een draagolie. Denk hierbij aan **jojoba-, avocado-, amandel-** of **walnootolie.**

Deze methode is ideaal voor massages of het deppen van de mix op je pols, in je nek of andere delen van het lichaam, zonder het risico op huidirritatie.

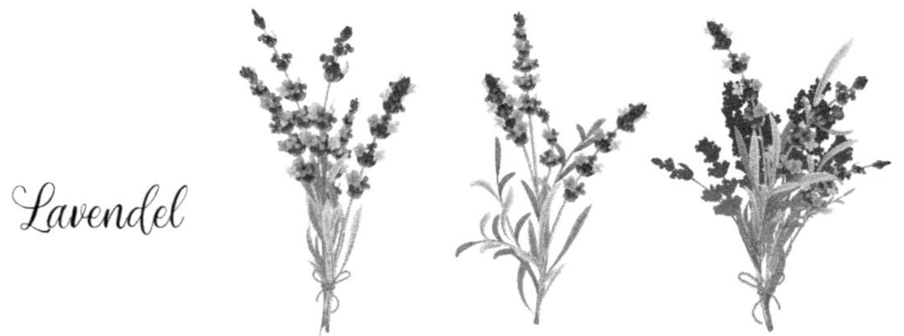

Indirect of verdund huidcontact

Als je oliën wilt inzetten die het beste tot hun recht komen via direct huidcontact, maar te intens zijn zonder een flinke verdunning, is deze methode een goede keus. Voeg 15 druppels **citroenmelisse-olie** en 10 druppels **kaneel-olie** aan een warm bad voor een ontspannende (citroenmelisse) en helende (kaneel) ervaring.

Een andere verfijnde aanpak is het vullen van een sprayflacon of plantenspuit met gedestilleerd water en enkele druppels van een wat sterkere olie. Na goed schudden, verstuif je deze mix op je kastlinnen, kleding of gewoon in de kamer. Zo kun je op een subliem zachte wijze de heilzame eigenschappen van de intensere oliën ervaren.

Diffusie met apparaten

In de wereld van vandaag zijn apparaten die specifiek zijn ontworpen om oliën te verspreiden een onmisbaar element geworden. Niet alleen worden deze zogeheten *diffusers* gebruikt in huis of op kantoor, maar zelfs in de auto, waar ze eenvoudig kunnen worden aangesloten op een USB-poort of de sigarettenaansteker. Ze kunnen vaak zelfs ingesteld worden op de intensiteit waarmee de olie verspreid wordt.

Er zijn verschillende soorten diffusers op de markt. Ze werken op een van de volgende manieren:

Passieve verdamping
Passieve verdampingsdiffusers verspreiden oliën in de lucht door middel van verdamping. Dit kan gebeuren via stokjes die geïmpregneerd zijn met olie, die je in een flesje zet, of door het direct aanbrengen van enkele druppels olie op een poreus materiaal (geursteen).

Warmte
Warmtediffusers gebruiken warmte om de oliën te verdampen. Dit kan een kaars, een lamp of een elektrische warmtebron zijn.

Ultrasoon
Ultrasone diffusers gebruiken water en elektrische trillingen om een fijne nevel van waterdamp en etherische oliën te creëren. Deze nevel wordt vervolgens in de lucht verspreid.

Nebulizer
Een *nebulizer* verspreidt etherische oliën in de vorm van een fijne mist zonder gebruik te maken van water. Het gebruikt perslucht, druk of trillingen om de olie direct in de lucht te verspreiden.

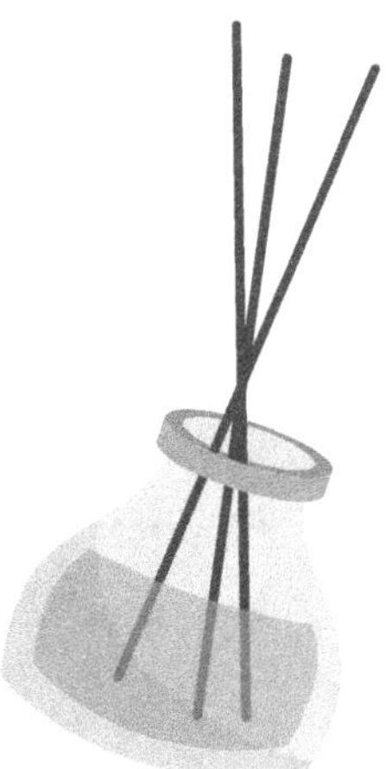

Mijn danslerares als reddende engel

Ik ben Noa, 17 jaar, met al best een lange geschiedenis van acne. Ondanks eindeloze pogingen met crèmes, tonics en zelfs acupunctuur, leek het wel alsof mijn huid alleen maar slechter werd. Mijn voorhoofd leek wel een maanlandschap. Tenminste, dat was totdat mijn danslerares, die dus ook aromatherapeut is, me zei dat ik eens een gezichtscrème met etherische olie moest proberen.

Omdat ik voor 1000 pukkels minder zelfs motorolie op mijn gezicht zou smeren, ben ik in de natuurlijke olietjes gedoken. Nou ja, ik heb gewoon mijn dansjuf gevraagd welke ik moest hebben. Samen met mijn beste vriendin, mijn partner in crime in dit avontuur, gingen we aan de slag. We moesten beginnen met druivenpitolie. Daar ging tea tree en lavendelolie bij om de boel te ontsmetten, rozemarijnolie voor zuivering en rozen-olie voor de kalmerende touch.

Het het maken van onze crème was niet alleen nuttig maar ook hilarisch. We lachten ons een ongeluk terwijl we een enorme bende van de keuken maakten. Uiteindelijk resulteerde de kliederboel in een crème die niet alleen goddelijk rook maar ook echt mijn acne verminderde.

Ik heb (soort van bijna) elke dag heel trouw de zelfgemaakte crème 's morgens en 's avonds opgesmeerd. Binnen twee weken begon ik echt verschil te zien. Nou is de acne niet helemaal weg, maar het is wel echt beter! Ik durf weer zonder bivakmuts en motorhelm naar buiten, zeg maar.

Dus: olietjes, een beetje creativiteit en een supergrappige bestie maakten een wereld van verschil voor mijn acne-ellende.

Noa Almeide (17 jaar), Zwolle

Aromatherapie

Aromatherapie is een alternatieve geneeswijze waarbij gebruik wordt gemaakt van etherische oliën om je gezondheid en welzijn te bevorderen. Deze behandelwijze heeft zich ontwikkeld tot een holistische benadering van welzijn, waarbij de etherische damp van de oliën worden gebruikt om niet alleen fysieke, maar ook emotionele en mentale aspecten van je gezondheid te beïnvloeden.

De vijf belangrijke pijlers van aromatherapie

Psychologische effecten

Aromatherapie kan een krachtige invloed hebben op de psyche.
Geuren kunnen emoties oproepen, herinneringen triggeren en stemmingen beïnvloeden. Sommige etherische oliën worden door de aromatherapeut specifiek gekozen om het effect dat ze kunnen hebben op de geestelijke gezondheid, zoals het verminderen van angst, het verbeteren van concentratie of het stimuleren van positieve emoties. **Rozemarijnolie** wordt in aromatherapie gebruikt om te helpen herinneringen op te roepen.

Stressvermindering

Een van de meest voorkomende toepassingen van aromatherapie is stressvermindering.
Geuren zoals **lavendel, kamille** en **rozenhout** worden vaak gebruikt om ontspanning te bevorderen, de geest te kalmeren en een gevoel van welzijn te creëren.

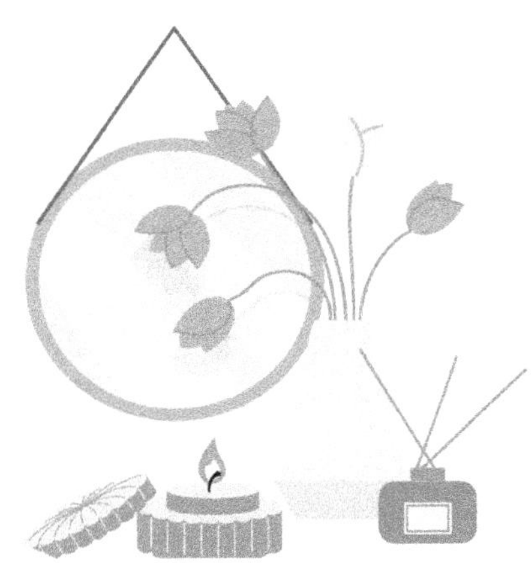

Slaapbevordering

Aromatherapie kan ook erg effectief zijn bij het verbeteren van de slaapkwaliteit. **Lavendelolie** staat bekend om haar kalmerende eigenschappen en wordt vaak gebruikt om een rustige slaapomgeving te creëren. Het gebruik van een diffuser met lavendelolie in de slaapkamer kan helpen om sneller in te slapen en dieper te slapen.

Energetische balans

Bepaalde geuren kunnen bijdragen aan het herstellen van de balans van energie in het lichaam. Etherische oliën zoals die van **wierook, mirre** en **sandelhout** worden door de aromatherapeut voorgeschreven om een gevoel van spirituele rust en harmonie te bevorderen.

Complementaire zorg

Aromatherapie wordt vaak gebruikt als aanvullende zorg bij andere alternatieve therapieën zoals acupunctuur en reflexologie. Maar het kan ook complementair zijn bij reguliere geneeswijzen. Veel mensen hebben baat bij de rustgevende eigenschappen van etherische oliën om ingrijpende medische behandelingen te accepteren en te ondergaan. Anderen gebruiken bijvoorbeeld **eucalyptusolie** om de pijn van artrose te temperen. Dit doen zij dan naast de reguliere pijnstilling die ze van hun arts voorgeschreven hebben gekregen. Overleg wel altijd met je arts als je aromatherapie wilt inzetten als aanvulling op medicatie.

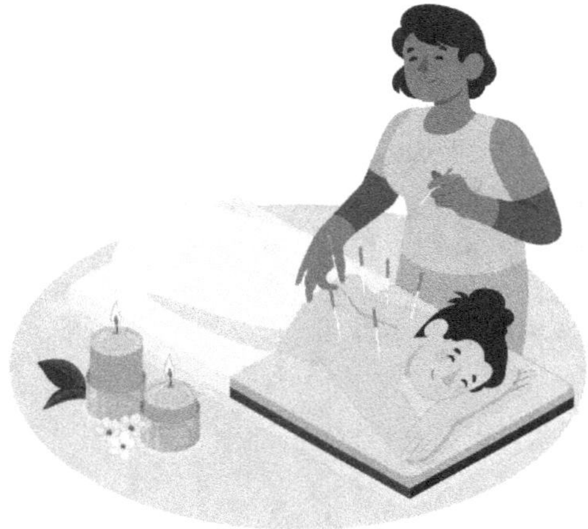

Duurzame, ethisch verantwoorde olie

De vraag naar etherische oliën neemt wereldwijd enorm toe. Het belang van duurzame en ethische bronnen van etherische oliën kan daarom niet genoeg worden benadrukt. Bij het kopen van je etherische oliën is het daarom belangrijk om te zoeken naar producenten en leveranciers die streven naar duurzame en ethisch verantwoorde teelt en handel. Certificeringen zoals het EKO-keurmerk, Demeter, Fair Trade, of andere relevante keurmerken zijn een goed startpunt voor je zoektocht.

Behoud van biodiversiteit

Etherische oliën worden gewonnen uit planten en kruiden. Onverantwoorde teelt- en oogstpraktijken kunnen leiden tot overexploitatie van natuurlijke habitats en bedreiging van plantensoorten.

Ecologische duurzaamheid

De teelt en oogst hebben een ecologische voetafdruk. Milieuvriendelijke methoden, zoals biologische landbouw, beperken de impact op het milieu.

Kwaliteit van etherische oliën

Planten die op een gezonde, natuurlijke manier worden gekweekt en geteeld, hebben vaak een hoger gehalte aan werkzame stoffen, wat resulteert in oliën van hogere kwaliteit.

Sociale verantwoordelijkheid

De productie van etherische oliën gebeurt nog vaak in gemeenschappen die hier afhankelijk van zijn voor hun levensonderhoud. De mensen in deze gemeenschappen moeten eerlijk worden behandeld, eerlijke lonen ontvangen en betrokken zijn bij besluitvormingsprocessen die invloed hebben op hun leven.

Behoud van traditionele kennis

In deze gemeenschappen is veel traditionele kennis over het telen en gebruiken van planten voor geneeskrachtige doeleinden aanwezig. Het bevorderen van duurzaamheid en fair-trade helpt bij het behouden van deze traditionele kennis en waardevolle culturele praktijken.

Zo werkt aromatherapie

Het klinkt heel mooi, aromatherapie, maar hoe werkt dat dan?
Al weten we nog niet alles zeker, dit is hoe we nu denken dat het zit:

Geurwaarneming en hersenen

Als je een geur inademt, stimuleert dit de reukzenuwen in je neus. Deze
zenuwen sturen signalen naar de limbische hersenen, met name het
olfactorische systeem. De limbische hersenen spelen een rol bij emoties,
geheugen en stemming. Daarom kan een geur herinneringen oproepen,
emoties beïnvloeden en een reactie in het zenuwstelsel teweegbrengen.

Invloed op emoties en stemming

Verschillende geuren worden geassocieerd met verschillende emoties en
stemmingen. Zo denken we bij **lavendel** aan ontspanning, terwijl **pepermunt**
als verfrissend wordt beschouwd. Aromatherapie maakt gebruik van deze
associaties om bepaalde gewenste emotionele en mentale toestanden
te bereiken.

Fysiologische reacties

Sommige geuren kunnen fysiologische
reacties veroorzaken, zoals het verlagen van de
hartslag, het verminderen van stresshormonen
zoals cortisol, of het stimuleren van de
afscheiding van endorfines (gelukshormonen),
die het gevoel van welzijn bevorderen.

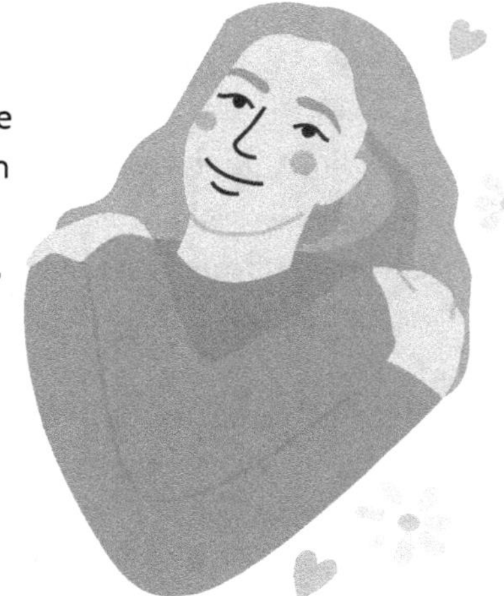

Invloed op het autonome zenuwstelsel

Aromatherapie kan ook het autonome zenuwstelsel beïnvloeden, dat verantwoordelijk is voor onbewuste lichaamsfuncties zoals ademhaling, hartslag en spijsvertering. Van sommige geuren denken we dat ze het sympathische zenuwstelsel stimuleren, wat activerend is, terwijl andere het parasympathische zenuwstelsel stimuleren, wat kalmerend werkt.

Verandering van perceptie

Aromatherapie kan ook de perceptie of beleving van pijn of ongemak beïnvloeden. Het gebruik van bepaalde oliën tijdens een massage kan bijvoorbeeld helpen ontspannen en de ervaring van pijn verzachten.

Populaire etherische oliën

De kracht van etherische oliën en de voordelen van aromatherapie hebben de afgelopen jaren veel aandacht gekregen, zowel van natuurgeneeskundigen, (holistische) artsen als sceptici. Deze interesse heeft geleid tot talloze onderzoeken die keken naar welke oliën de meest heilzame eigenschappen hebben en voor welke aandoeningen bepaalde oliën het meest het gewenste effect blijken te hebben.

Laten we nu kijken naar de tien meest gebruikte etherische oliën en tegen welke aandoeningen deze bijzondere oliën helende eigenschappen bezitten. Vergeet niet dat deze lijst niet meer dan een kleine greep is uit alle beschikbare etherische oliën en dat er veel, heel veel meer planten zijn waarvan de oliën heilzaam kunnen zijn voor jouw gezondheid en welzijn.

Lavendel

De wetenschappelijke naam voor deze prachtige paarse plant, die je misschien kent van een vakantie in de Provence in Frankrijk, is *Lavandula*. Ze gedijt heel goed in de meeste delen van de wereld.

Lavendelolie, die via stoomdestilatie verkregen wordt uit de bloemetjes, staat bekend om haar kalmerende en rustgevende eigenschappen. Ze wordt vaak gebruikt in aromatherapie om stress en angst te verminderen en ze kan helpen bij het bevorderen van ontspanning en een goede nachtrust.

Lavendelolie heeft ook voordelen voor de huid. Ze kan worden gebruikt om kleine brandwonden, insectenbeten en huidirritaties te verzachten. Ze heeft ontstekingsremmende en antibacteriële eigenschappen, wat zijn nut bewijst bij de behandeling van acne en andere huidaandoeningen.

Vanwege de ontspannende eigenschappen wordt lavendelolie vaak gebruikt tijdens massages. Ze kan helpen bij het verminderen van spierspanning en het bevorderen van een gevoel van welzijn.

Muskaatsalie

Deze plant, die ook scharlei genoemd wordt, is inheems in het noordelijke Middellandse Zeegebied, evenals sommige gebieden in Centraal-Azië en Noord-Afrika. De etherische olie van de bloem staat bekend om haar pijnstillende effecten, vooral bij vrouwelijke pijn zoals menstruatiekrampen of weeënpijn.

Deze olie staat er ook om bekend dat ze een regulerend effect heeft op hormonen, met name bij vrouwen. Ze kan ondersteuning bieden bij het reguleren van de menstruatiecyclus en het verlichten van symptomen van de menopauze.

Muskaatsalie-olie heeft ontstekingsremmende eigenschappen en wordt verdund in een draagolie gebruikt om spierpijn en ontstekingen te verminderen.

De olie kan worden toegevoegd aan huidverzorgingsproducten vanwege haar kalmerende effect op de huid. Ze kan helpen bij het verminderen van ontstekingen en het bevorderen van een gezonde huid.

Tenslotte heeft muskaatsalie-olie, onder andere door haar aarde-achtige en kruidige geur, kalmerende en ontspannende eigenschappen, waardoor het een veelvoorkomende keuze is voor stressverlichting en het bevorderen van een gevoel van welzijn. Mensen met angst- en paniekaanvallen zeggen ook met succes muskaatsalie-olie ondersteunend te gebruiken, net als mensen die met slaapproblemen te kampen hebben.

Pepermunt

Hoewel de olie van de plant *Mentha piperita* in sterk geconcentreerde vorm enigszins bijtend kan zijn, kan deze olie wonderen verrichten als anti-braakmiddel. Hier komt het watje of lapje met wat druppels olie weer om de hoek kijken.

Pepermuntolie kan verlichting bieden bij ademhalingsproblemen. Het inademen van stoom met een paar druppels pepermuntolie helpt bij een verstopte neus en sinusproblemen.

Een paar druppels pepermuntolie in een weldadig bad verzachten pijnlijke spieren. Of meng enkele druppels met een draagolie en breng dit aan op je vermoeide spieren. Spierpijn na inspanning verdwijnt als sneeuw voor de zon.

Pepermuntolie olie is ook een krachtig insectenwerend middel. Een paar drupjes rond het keukenblad trekken een grens waar geen mier overheen durft te gaan. De geur van de olie houdt ook muggen op afstand. Breng hiervoor een verdunde oplossing op de huid aan of zet een diffuser naast je bed.

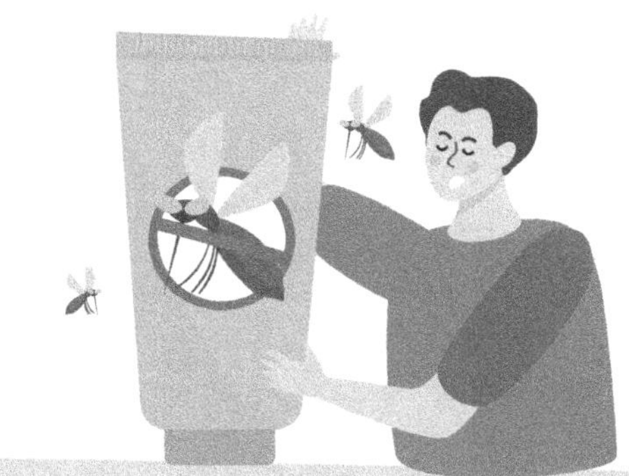

Etherische oliën in rituelen, religies, tradities en folklore

Heilige zalving met oliën

*In verschillende religieuze tradities worden etherische oliën toegepast voor heilige zalvingen. In het christendom wordt bijvoorbeeld **mirre-olie** gebruikt bij het sacrament van de zieken.*

Ayurveda

*Om het lichaam in balans te brengen en de gezondheid te bevorderen, worden in de traditionele Indiase geneeskunde, Ayurveda, oliën zoals **sesamolie** gebruikt voor massages en rituelen.*

Oliën in sjamanistische rituelen

*In sjamanistische tradities worden oliën ingezet tijdens rituelen en ceremonies voor spirituele reiniging, bescherming en genezing. **Salie-olie** zou voor reiniging en bescherming van energieën zorgen.*

Magische en esoterische praktijken

*In magische en esoterische tradities worden oliën aangewend voor rituelen, spreuken en ceremoniën met specifieke intenties, zoals liefde en voorspoed, het afweren van negatieve energieën, het aantrekken van geluk of het bevorderen van genezing. **Rozemarijnolie** wordt bijvoorbeeld geassocieerd met bescherming en zuivering. **Patchouli-olie** heeft een plek in aardende rituelen en om positieve energie aan te trekken.*

Traditionele Chinese geneeskunde

*In de traditionele Chinese geneeskunde worden oliën, zoals **gemberolie**, gebruikt voor massage en acupunctuur om de doorstroming van energie (Qi) te bevorderen en de gezondheid te verbeteren.*

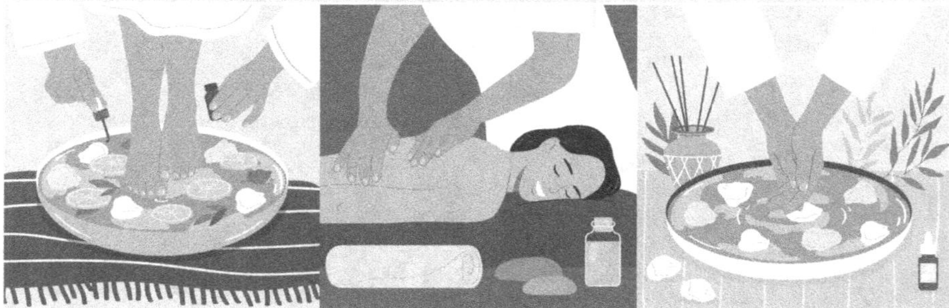

Rozemarijn

Niet alleen is de plant *Rosmarinus officinalis* wonderbaarlijk veelzijdig in de keuken, maar ze levert ook een etherische olie op die fantastisch werkt tegen een droge, jeukende hoofdhuid en roos.

Bovendien is deze olie effectief als slijmoplossend middel voor de luchtwegen en verwijdt ze de luchtwegen (bronchodilitator). Ze wordt daarom vaak gebruikt om symptomen van luchtwegaandoeningen, zoals astma en chronische obstructieve longziekte (COPD), te verlichten. Overleg wel altijd met je arts voordat je etherische olie inzet tegen ziektes.

Rozemarijnolie bevat anti-oxidanten die bescherming bieden tegen vrije radicalen. Een crème op basis van etherische rozemarijnolie kan bijdragen aan het behoud van een gezonde huid en het tegengaan van tekenen van veroudering.

Rozemarijnolie staat bekend om haar opwekkende eigenschappen. De geur bevordert mentale alertheid en concentratie, waardoor het een nuttige olie is op momenten dat je studie of werk een tandje extra van je vragen.

Opvallend is dat deze olie juist ook een ontspannend effect kan hebben. Aromatherapeuten passen haar toe om stress te verminderen en een gevoel van kalmte te bevorderen.

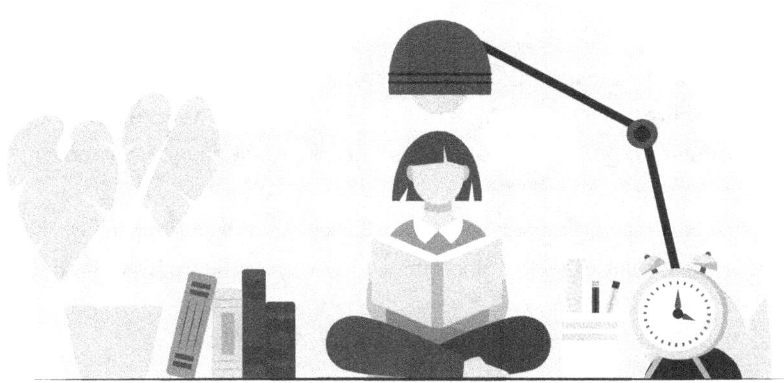

Rozemarijn, de wonderolie

Laten we eerlijk zijn: alle oliën waar we het in dit boek over hebben, zijn wonderoliën. Het is dus eigenlijk niet helemaal eerlijk om rozemarijn eruit te pikken alsof ze bijzonderder is dan de andere. Maar ja, wie houdt ons tegen om wat dieper in te gaan op deze olie? En wil je een geheimpje weten? Voor zo'n beetje al de andere etherische oliën zouden we zo'n uitgebreid overzicht kunnen maken.

Rozemarijn in de oudheid

De oude Egyptenaren gebruikten *rozemarijnolie* al om een betoverend aroma te creëren. De Romeinen beschouwden het rozemarijnkruid als heilig en gebruikten het vaak bij bruiloften en religieuze gelegenheden. De Zwitserse arts, alchemist, astroloog en filosoof Paracelsus, beweerde in 16e eeuw zelfs dat rozemarijnolie de kracht had om organen zoals de hersenen en het hart te herstellen.

Haargroei

Een onderzoek uit 2011 ontdekte dat bij mensen die rozemarijnolie op hun hoofdhuid wreven, nieuwe haargroei met 22,4% toenam [1]. Rozemarijnolie zit boordevol voedingsstoffen die de microcirculatie (bloedtoevoer) in de hoofdhuid verhogen. Dit bevordert de gezondheid en versterkt de hoofdhuid, wat goed is voor de haargroei.

Geheugen

Liefhebbers van Shakespeare kennen misschien deze uitspraak van Ophelia in Hamlet: "There's rosemary, that's for remembrance: pray, love, remember" [2]. Hoewel Ophelia zo gek als een deur was, kende ze blijkbaar haar kruiden.

---

1 Analysis of Iranian rosemary essential oil: Application of gas chromatography–mass spectrometry combined with chemometrics / M. Jalali-Heravi (et al.), *J Chromatogr* A 1218 (2011): 2569–2576.

2 Hier is rozemarijn, voor de herinnering; ik bid je, mijn lief, blijf mij trouw.

Als je het aromatisch gebruikt, verbetert rozemarijnolie zowel het korte- als het langetermijngeheugen [3]. Mensen die lijden aan de ziekte van Alzheimer of dementie kunnen iets scherper gaan denken dankzij deze olie.

Stressvermindering

Het gebruik van rozemarijnolie kan de niveaus van het stresshormoon cortisol verminderen en die van het gelukshormoon dopamine verhogen [4]. Minder stress zorgt ervoor dat je geest als lichaam in een betere balans komen. Hierdoor kun je je dagelijkse bezigheden uitvoeren met meer mentale helderheid en minder angst. Voor mensen die kampen met chronische depressie of een angststoornis, kan het gebruik van rozemarijnolie daarom een goed idee zijn.

Citroen

Citroenolie is een etherische olie die wordt verkregen uit de schil van citroenen (*Citrus limon*). Ze wordt beschouwd als opbeurend, vanwege haar verjongende en energie-opwekkende eigenschappen. De verfrissende geur van citroenolie kan helpen bij stressverlichting en het verbeteren van de stemming. Het inademen van de etherische damp heeft een kalmerend effect. Mensen die de olie op deze manier gebruiken, zeggen vaak dat ze zich helderder voelen.

Sommige mensen geloven dat citroenolie het immuunsysteem (weerstand) kan ondersteunen vanwege de aanwezigheid van anti-oxidanten en andere bioactieve stoffen.

Citroenolie is ook uiterst effectief als een toevoeging in huishoudelijke schoonmaakmiddelen. Het reinigt goed en laat een frisse geur achter.

---

3   The essential oil of rosemary and its effect on the human image and numerical short-term memory / O.V. Filiptsova (et al.), *Egypt J Basic Appl Sci* 4 (2017): 107–111.

4   Therapeutic effects of rosemary (Rosmarinus officinalis L.) and its active constituents on nervous system disorders / M. Ghasemzadeh Rahbardar & H. Hosseinzadeh, *Iran J Basic Med Sci* 23 (2020)

Citroengras

Citroengrasolie wordt gewonnen uit de bladeren van de citroengrasplant *Cymbopogon citratus*. Deze plant is inheems in tropische gebieden, maar wordt nu wereldwijd verbouwd vanwege de waardevolle etherische olie.

De olie is uiterst effectief in natuurlijke schoonmaakmiddelen. Ze kan ook worden toegepast als ontsmettingsmiddel voor verwondingen (antisepticum). Sommige mensen gebruiken citroengrasolie daarom in de plaats van Betadine™ of jodium.

De sterke geur van citroengrasolie is effectief als insectenwerend middel. Het wordt vaak gebruikt in kaarsen, sprays en lotions om muggen en andere insecten op afstand te houden.

Er zijn mensen die deze etherische olie inzetten om de spijsvertering te ondersteunen. Ze kan iets helpen bij een opgeblazen gevoel, indigestie en andere milde spijsverteringsproblemen.

Tenslotte helpt citroengrasolie volgens de aromatherapeut stress te verminderen, de stemming en mentale alertheid te verbeteren.

Roos

Naast dat zij natuurlijk wereldberoemd is om haar ongeëvenaarde esthetische schoonheid, wordt de plant *Rosa damascena* door velen ook beschouwd als de koningin van etherische oliën.

De etherische olie is afkomstig van de bloemblaadjes van vooral de centifolia- en de damascusroos. Ze wordt veelvuldig gebruikt vanwege haar angstremmende, verjongende, stressverlagende en pijnstillende eigenschappen.

Rozenolie staat bekend om haar hydraterende eigenschappen en kan helpen bij het verminderen van droge huid. Ze kan ook nuttig zijn bij de behandeling van acne en roodheid. Vanwege de anti-oxidantwerking wordt deze etherische olie ook gebruikt in huidverzorgingsproducten die veroudering van de huid moeten helpen tegengaan.

De olie is ook een effectief ontstekingsremmend middel en kan nuttig zijn bij gewrichtspijn en andere artrotische aandoeningen.

Ylang-ylang

De plant *Cananga odorata*, waar ylang-ylang-olie uit gewonnen wordt, groeit voornamelijk in Aziatische landen en staat bekend vanwege haar opwekkende en antidepressieve eigenschappen. Dit laatste omdat de geur een kalmerend effect heeft op het zenuwstelsel.

Ylang-ylang-olie kan het ook een handig hulpmiddel zijn bij slaapstoornissen. Om op deze manier van deze fijne olie te profiteren, voeg je 's avonds een paar druppels toe aan je kopje kruidenthee. Je kan haar ook in een diffuser of een sprayflacon doen. Dit zal onmiddellijk een fijn gevoel van kalmte en ontspanning teweegbrengen.

Bij inwendig gebruik helpt ylang-ylang om de bloeddruk te verlagen. Tenslotte is deze olie antibacterieel en antiviraal in te zetten, zowel inwendig als topisch.

Ylang-ylang op het nachtkastje

De reden waarom ylang-ylang een prominente plaats heeft op heel veel nachtkastjes, is dat ze veel bekendheid geniet als afrodisiacum.

Stimulatie van het libido

De bloemige en bedwelmende geur van ylang-ylang wordt vaak geassocieerd met sensualiteit en kan het libido stimuleren. Het aroma wordt als aangenaam ervaren en kan een positieve invloed hebben op de stemming, wat belangrijk is voor seksueel verlangen.

Ontspanning en stressvermindering

Ylang-ylang-olie heeft ontspannende eigenschappen. Ze kan helpen bij het verminderen van stress en angst, waardoor een ontspannen sfeer ontstaat die gunstig is voor een gezond seksueel leven.

Emotionele balans

De olie wordt vaak gebruikt om emotionele balans te bevorderen. Ze vermindert negatieve emoties zoals nervositeit en irritatie, waardoor ruimte wordt gecreëerd voor positieve en sensuele gevoelens.

Sfeer van intimiteit

Ylang-ylang wordt vaak toegevoegd aan romantische en sensuele producten, zoals massageoliën en parfums, om een sfeer van intimiteit te creëren.
De zwoele geur zal je absoluut helpen bij het bevorderen van verbondenheid tussen jou en je partner.

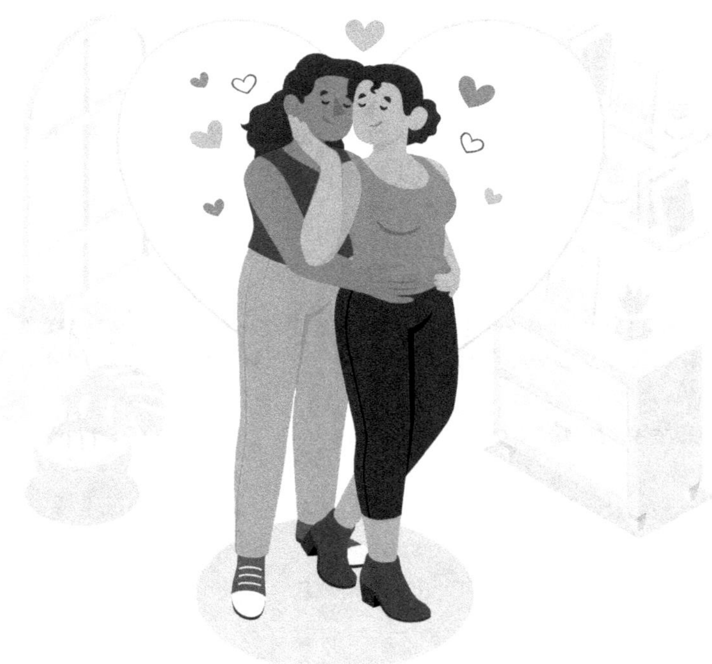

Kamille

Iedereen weet wel dat het drinken van kamillethee voor het naar bed gaan, kan helpen bij slapeloosheid en rusteloosheid. Maar wist je dat de etherische olie van de plant *Chamamelum nobile* ook kan worden ingezet vanwege haar kalmerende eigenschappen? Kamille, in welke vorm dan ook, is ongelooflijk rustgevend en kalmerend. Een paar druppels op je kussen of toegevoegd aan een diffuser in de slaapkamer drijven je snel in de armen van Morpheus, de Griekse god van de dromen, zoon van de god van de slaap.

Kamille-olie wordt door aromatherapeuten geprezen om haar kalmerende effect op de huid. Ze kan worden gebruikt bij huidirritaties, zonnebrand, eczeem en andere huidaandoeningen. Deze etherische olie staat ook bekend om haar milde antiseptische eigenschappen.

Bij maagkrampen, winderigheid, indigestie en andere spijsverteringsproblemen, is gebleken dat kamille-olie verlichting kan brengen.

Kamille-olie wordt door veel vrouwen gebruikt bij het verlichten van symptomen van het premenstrueel syndroom (PMS) en andere ongemakken die verband houden met de menstruatie, waaronder met name ook emotionele spanning.

Tea tree

Tea tree-olie, ook bekend als **theeboomolie** of **melaleuca-olie**, is een etherische olie afkomstig van de bladeren van de *Melaleuca alternifolia*, die inheems is in Australië. Dit is misschien wel de allerbekendste en meest gebruikte etherische olie.

Korte metten met microben

Tea tree-olie staat bekend om haar vermogen om bacteriën, virussen en schimmels te bestrijden. Ze wordt vaak gebruikt om schaaf- en snijwonden en insectenbeten te desinfecteren. Bij dit laatste probleem wordt de jeuk ook minder als je er tea tree-olie op smeert.

Huidverzorging

Tea tree-olie kan toegepast worden bij huidproblemen, zoals acne, vanwege haar antimicrobiële eigenschappen. Ze wordt ook gebruikt bij de behandeling van schimmelinfecties. Voeg een paar druppels van deze olie toe aan je, al dan niet zelfgemaakte, huidverzorgingsproducten

Hoofdhuid- en haarverzorging

Toegevoegd aan shampoos helpt tea tree-olie bij het verminderen van een jeukende hoofdhuid en roos. De olie staat ook bekend om haar bijdrage aan de behandeling van hoofdluis.

Kalknagels

Veel mensen hebben baat bij tea tree-olie in de strijd tegen kalknagels.

Mondhygiëne

Toegevoegd aan mondwater of tandpasta kan tea tree-olie helpen bij de bestrijding van tandvleesproblemen en slechte adem.

Luchtwegproblemen

Bij inhalatie kan tea tree-olie verlichting bieden bij ademhalingsproblemen, zoals een verstopte neus, droge of vastzittende hoest en sinusinfecties. De olie wordt soms toegevoegd aan stoombaden en elektrische inhalatie-apparaten.

Desinfectiemiddel voor huishoudelijk gebruik

Tea tree-olie kan worden toegevoegd aan zelfgemaakte schoonmaakmiddelen. De olie kan helpen bij het bestrijden van schimmels en meeldauw in huis.

Basisrecept shampoo

Ingrediënten
- *1 kopje vloeibare castillezeep*
- *1 kopje water*
- *1 eetlepel appelciderazijn*
- *1 theelepel jojoba-olie*
- *10 druppels etherische olie, bijvoorbeeld **lavendel**, **rozemarijn**, **tea tree** of **pepermunt**.*

1. *Meng de castillezeep, het water, de appelciderazijn en jojoba-olie in een kom.*
2. *Voeg 10 druppels etherische olie toe en roer alles goed door.*
3. *Giet de shampoo in een fles.*
4. *Schudt de fles goed voor gebruik, omdat sommige ingrediënten zich mogelijk scheiden.*
5. *Gebruik deze zelfgemaakte shampoo zoals elke andere shampoo.*

*Dit recept is vrij mild en geschikt voor veel haartypes, maar je kunt natuurlijk de verhoudingen aanpassen aan jouw specifieke behoeften. Als je haar bijvoorbeeld wat droger is, kun je meer jojoba-olie toe te voegen en hydraterende etherische oliën zoals **sandelhout** en **roos**. Heb je vet haar, dan laat je de jojoba-olie juist weg en voeg je **rozemarijn-olie** toe. Die bevordert de bloedcirculatie in de hoofdhuid helpt bij het reguleren van talgproductie.*

Houd er rekening mee dat het eventjes kan duren voordat je haar zich heeft aangepast aan een nieuwe shampoo, vooral als je overschakelt van commerciële shampoos naar een zelfgemaakt product.

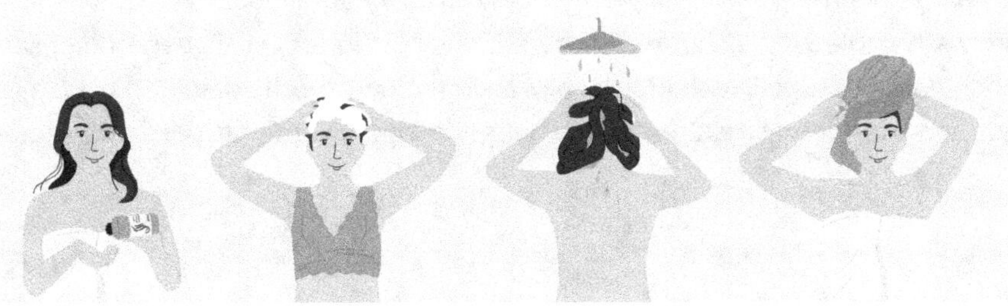

Welzijn

Tea tree olie wordt ook gebruikt vanwege de verfrissende geur, die kan bijdragen aan het verminderen van stress en het bevorderen van een gevoel van welzijn.

Hoewel tea tree-olie dus heel veel voordelen heeft, moet deze altijd worden verdund voor directe toepassing op de huid. Sommige mensen kunnen allergisch zijn, dus het is raadzaam om het eerst even verdund te testen op de binnenkant van je pols (patch-test). Maar dat is eigenlijk voor alle oliën wel een goed idee.

Aromatherapie voor een betere nachtrust

Lig je 's nachts te woelen en te draaien in je bed? Heb je moeite met ontspannen als het bijna bedtijd is? Word je gedurende de nacht een paar keer wakker? Ben je niet echt uitgerust als je 's morgens wakker wordt? Als je op minstens één van deze vragen 'ja' hebt geantwoord, dan kan aromatherapie het antwoord zijn.

Bij aromatherapie gebruiken we, zoals je nu weet, geuren en dampen van etherische oliën waarvan wordt verondersteld dat ze een therapeutisch effect of medicinale eigenschappen hebben. Het wordt toegepast als primaire behandeling en als aanvullende therapie.

Een van de toepassingen van aromatherapie die uitgebreid is onderzocht, is de effectiviteit van deze behandeling bij het verbeteren van de kwaliteit en duur van de slaap, met name bij mensen die lijden aan ernstige angststoornissen of chronische slapeloosheid.

Over het algemeen wordt in deze onderzoeken geconcludeerd dat aromatherapie, ongeacht de effectiviteit ervan, in ieder geval geen kwaad kan noch dat het mogelijk schadelijke bijwerkingen heeft. Zelfs degenen die twijfels hebben over dergelijke alternatieve behandelingen, komen tot deze conclusie.

Een Turks onderzoek onderzocht in 2017 het gebruik van etherische **lavendelolie** bij 60 patiënten op de intensive care met ernstige slaapproblemen [5]. De onderzoekers ontdekten dat een 2% lavendeloplossing via inhalatie een positief en meetbaar effect had op het vermogen van deze patiënten om voldoende uit te rusten. Deze conclusie was gebaseerd op de antwoorden van de patiënt op twee afzonderlijke, gestandaardiseerde tests om de slaapkwaliteit te bepalen.

Veel van deze patiënten hadden ook last van hartproblemen, waarbij het angstremmende effect van lavendelolie bleek bij te dragen aan verlichting. Door de angst en stress waaraan deze patiënten leden te verminderen, kwamen de patiënten vaker en beter aan hun rust toe.

Hoewel aromatherapie niet wordt aanbevolen als primaire behandeling voor chronische medische slaapstoornissen, kan het zeker worden overwogen als aanvullende behandeling. Als er geen sprake is van een ernstige slaapstoornis, kan aromatherapie waarschijnlijk afdoende zijn om milde gevallen van door stress veroorzaakte slapeloosheid op te lossen.

Weltrusten

Dit zijn vier manieren waarop je de hele de nacht met etherische oliën kunt doorslapen:

- Besprenkel een pluk watten met de olie en leg deze op een schoteltje op je nachtkastje.
- Doe 10 tot 15 druppels olie in heet water met Epsomzout of Keltisch zeezout in een kommetje naast je bed.
- Spray een verdunde oplossing van etherische olie op je lakens, kussens en dekens.
- Gebruik een diffuser.

---

5   Effects of aromatherapy on sleep quality and anxiety of patients / E. Karadag (et al), *Nurs Crit Care* 22 (2017): 105–112.

De meest slaapverwekkende oliën

Er zijn een paar etherische oliën die we vaak gebruiken om de kwaliteit van de slaap te verbeteren. Het zal geen verrassing zijn dat ze allemaal van nature heerlijk ruiken. Ze zijn ook gemakkelijk te vinden bij natuurvoedingswinkels en bij allerlei online winkels. Dit zijn ze:

- Lavendel
- Valeriaan
- Muskaatsalie
- Marjolein

- Kamille
- Bergamot
- Ylang-ylang
- Sandelhout

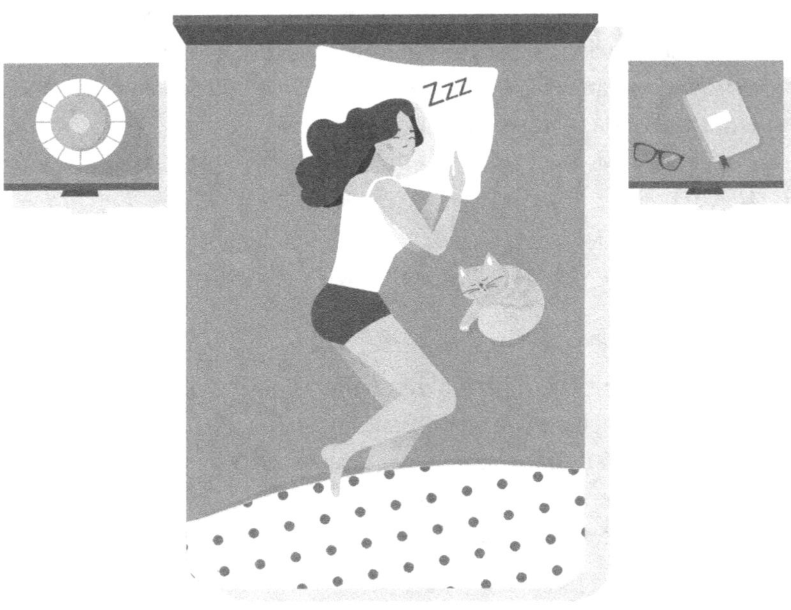

Slapen als een roos

Mijn naam is Anna. Ik heb de laatste jaren zo veel last van die rotte artrose in mijn knie gehad dat ik geen oog meer dicht deed. Ik was steeds doodmoe waardoor ik weer niet goed bewoog en mijn knie overbelastte. Een gebed zonder end.

Gelukkig leidt mijn holistische huisarts me nu uit deze ellende. Ik heb haar pas laat om hulp gevraagd omdat ik bang was dat aromatherapie niet samen zou gaan met mijn vertrouwde fytotherapeutische remedies. Ze heeft me gerustgesteld en zegt dat ze allebei de behandelingen goed op elkaar afstemt.

Ik gebruik nu jasmijnolie in een diffuser in de slaapkamer en drink ook mijn jasmijnthee voordat ik onder de wol ga. Twee keer jasmijn is beter dan één keer, toch? Ik voeg trouwens ook een paar druppels valeriaanolie toe aan mijn avondthee.

Kamille-olie en kurkuma-olie zijn mijn andere favorieten. Ze hebben volgens mijn arts ontstekingsremmende eigenschappen die nuttig zijn bij het verlichten van mijn gewrichtspijn. Zelf heb ik het idee dat ze ook ontspannend werken. Ik gebruik ze in een kompres. Vijf druppels van elk in de wasbak vol warm water, dan doordrenk ik daar een doek mee en leg die een kwartier op mijn pijnlijke knie (wel eerst uitwringen). Het geeft me een aanzienlijke verlichting en helpt me echt om beter en langer te slapen. Ik wordt ook minder vaak wakker in de nacht.

Ik steek ook vaak een zelfgemaakte 'slaapkaars' met sandel- hout- en bergamotolie aan, zolang als het kompres op mijn knie ligt.

Al met al hebben de oliën een flinke verbetering gebracht in mijn slaapkwaliteit en pijnbeheersing. Ik ben dankbaar voor de kracht van aromatherapie en raad het iedereen aan die worstelt met vergelijkbare problemen. Ik vind het een natuurlijke en zachte manier om de nachten goed door te komen.

Anna van Beusekom (64 jaar), Hilversum

Maak je eigen slaapkaars

Zelf een slaapkaars maken met ethrische olie is een leuk creatief project dat later ook nog eens een kalmerende sfeer in je huis kan brengen. Hier is een eenvoudig recept voor het maken van zo'n kaars:

Ingrediënten en benodigdheden
- Sojawas of bijenwas
- Katoenen lont
- Glazen pot of een andere geschikte kaarshouder
- 15 druppels bergamotolie en 15 druppewls sandelhoutolie
- Een pannetje voor het smelten van de was
- Thermometer

- Plaats de lont in het midden van de kaarshouder. Zorg ervoor dat deze langer is dan de hoogte van de kaarshouder.
- Meet de benodigde hoeveelheid sojawas of bijenwas af op basis van de grootte van je kaarshouder.
- Doe de was in het pannetje en smelt deze op laag vuur.
- Gebruik de thermometer om de temperatuur in de gaten te houden. Laat het niet warmer dan 90 graden worden.
- Zodra de was volledig gesmolten is, laat je deze een beetje afkoelen tot ongeveer 60 graden.
- Voeg de bergamotolie en de sandelhoutolie toe aan de gesmolten was.
- Roer de oliën voorzichtig maar goed door de was om straks een gelijkmatige verdeling van de geur te hebben.
- Giet de was langzaam in de kaarshouder en zorg ervoor dat de lont in het midden blijft. Bijvoorbeeld door hem om een potlood te knopen dat je op de houder legt.
- Laat de kaars volledig uitharden voordat je hem aansteekt. Dit kan een paar uur duren. Het beste wacht je tot de volgende dag.
- Knip de lont af tot een lengte van 1 cm.
- Steek de kaars een uur voor bedtijd aan en geniet van de rustgevende geur. Doe de kaars altijd uit als je gaat slapen.

En de wetenschap?

Etherische oliën worden al duizenden jaren op therapeutische wijze gebruikt en bieden ontelbare geneeskrachtige en weldadige voordelen. De buzz rondom etherische oliën en aromatherapie is niet alleen voelbaar in de wellness-wereld; het heeft ook zijn intrede gedaan in de medische wereld, zowel holistisch als regulier. Je vindt niet zowel fanatieke voorvechters, als felle tegenstanders die zeggen dat het klinkklare onzin is. Maar wat zegt de wetenschap eigenlijk over etherische oliën en aromatherapie?

Hormonen meten of vragenlijsten invullen?

Aan de ene kant hebben we mensen die zeggen dat aromatherapie depressieve en angstsymptomen alleen verlicht omdat de olie zo lekker ruikt. Aan de andere kant zien we veel, vooral Chinese, onderzoekers die het allemaal beter proberen te begrijpen en zeggen dat aromatherapie werkt door zenuwbanen in de hersenen te stimuleren waar het hormoon serotonine een rol speelt. Serotonine is een belangrijk boodschapperhormoon (neurotransmitter) dat ontspanning bevordert en onze stemming regelt.

Wie er ook gelijk heeft, de meest directe methode om in kaart te brengen hoe mensen zich voelen is via psychologische beoordelingen en vragenlijsten en niet door de niveaus van neurotransmitters te meten, toch? Alle hier besproken onderzoeken hebben het op deze manier aangepakt.

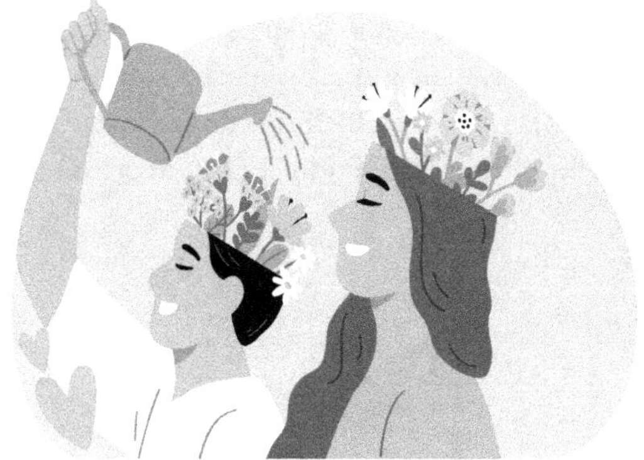

Aromatherapie en postnatale problemen

Een pilotstudie uit 2012 over aromatherapie bij de behandeling van postnatale depressie zegt dat het voordelen lijkt te hebben voor vrouwen die lijden aan deze vorm van depressie [1]. Een andere interessante uitkomst van het onderzoek is dat de behandeling géén invloed heeft op een controlegroep van vrouwen zonder depressie.

Hoewel de resultaten van dit onderzoek veelbelovend zijn, moeten we erbij zeggen dat het 'maar' een pilotstudie was. Dat is een kleinschalig, voorlopig onderzoek dat wordt uitgevoerd, als een eerste stap om de te kijken of het zinvol en haalbaar is om een groter en uitgebreider onderzoek te gaan doen.

Maar acht jaar later trok een groot vergelijkend onderzoek het onderwerp breder en keek naar 15 onderzoeken naar het aromatherapie bij verschillende problemen en complicaties die na de bevalling kunnen optreden [2]. De meeste hiervan lieten zien dat het therapeutisch gebruik van etherische oliën de lichamelijke en de psychologische gezondheid van vrouwen die net bevallen waren, verbeterden. Er waren positieve effecten op het gebied van angst, depressie, stress, vermoeidheid, stemming, pijnlijke tepels, fysieke pijn, pijn en misselijkheid na een keizersnede, pijn en herstel na 'inknippen' (episiotomie) en slaapkwaliteit.

Aromatherapie en ouderen

In 2012 is er in Japan een onderzoek uitgevoerd onder ouderen die in langdurig in een ziekenhuis waren opgenomen en gedurende vier weken aromatherapie kregen. De uitkomst van het onderzoek was dat de deelnemers aan het onderzoek minder stress, depressie, angst en pijn hadden in vergelijking

---

1   The effects of clinical aromatherapy for anxiety and depression in the high risk postpartum woman – A pilot study / P. Conrad (et al.), *Complement Ther Clin Pract* Pr 18 (2012): 164–168.

2   Effect of aromatherapy on post-partum complications: A systematic review / K. Rezaie-Keikhaie (et al.), *Complement Ther Clin Pract* 35 (2019): 290–295.

met een controlegroep [3]. Een leuk detail was dat alle deelnemers na afloop van het onderzoek, op eigen initiatief doorgingen met het gebruik van de etherische oliën.

Aromatherapeutische massage

Het hoeft trouwens geen vier weken duren om de voordelen van aromatherapie voor mensen met depressieklachten aan te tonen. In een onderzoek uit 2017 lieten vrouwen die behandeld werden tegen kanker en die tegelijkertijd massages kregen met etherische oliën, betere 'stemmingsscores' zien [4]. En dat al na één massagesessie van een half uur. Deze verbetering zette door in de acht volgende sessies. Maar laten we eerlijk zijn: het is mogelijk dat het de massage zelf en niet de aromatherapie was die voor verlichting zorgde. Of de vrouwen in het onderzoek dat wat uitmaakte, laten we in het midden.

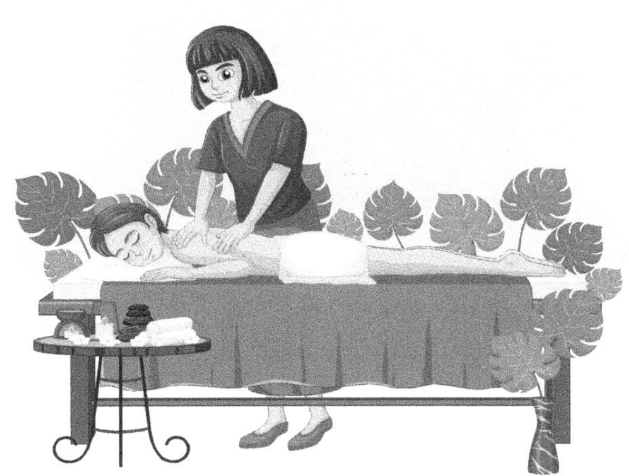

---

3   Effect of aromatherapy massage on elderly patients under long-term hospitalization in Japan / T. Satou (et al.), *J Altern Complement Med* 19 (2013): 235–237.

4   Experiences of aromatherapy massage among adult female cancer patients: A qualitative study / S.S.M. Ho (et al.), *J Clin Nurs* 26 (2017): 4519–4526.

Wat is aromatouch-massage?

Aromatouch-massage is een massagetherapie waarbij de gunstige eigenschappen van etherische oliën samenkomen met energetische behandelmethoden en een zachte, ritmische aanraking. De AromaTouch-techniek™, zoals het officieel heet, richt zich op het aanbrengen van etherische oliën langs energiebanen en viscerale contactpunten op de rug en voeten om het sympathische en parasympatische zenuwstelsel van het lichaam in balans te brengen. Deze punten staan in verbinding met interne organen.

Het sympathische zenuwstelsel wordt geassocieerd met de 'fight or flight-reactie', een fysiologische reactie die het lichaam voorbereidt op actie in reactie op stress of gevaarlijke situaties. Het parasympathische zenuwstelsel is juist gelinkt aan rust en herstel.

De massage bestaat uit een reeks manuele technieken en specifieke toepassingen van etherische oliën. De behandelaar maakt gebruik van oliemengsels, 'synergiën' worden genoemd, die zorgvuldig zijn samengesteld op basis van de individuele en gecombineerde aromatische eigenschappen van de oliën. Deze oliën zijn gekozen vanwege hun vermogen om ontspanning, stressvermindering, ondersteuning van het immuunsysteem en algemeen welzijn te bevorderen.

Dit zijn de vier stappen van een aromatouchmassage:

1. **Stressbeheer.** *In deze stap wordt de synergie met de naam 'Balance' aangebracht om ontspanning te bevorderen en stress te verminderen.*
2. **Ondersteuning van het immuunsysteem.** *Het etherisch oliemengsel 'On Guard' wordt gebruikt om het immuunsysteem te ondersteunen en te beschermen tegen externe factoren die schadelijk kunnen zijn voor de gezondheid.*
3. **Ondersteuning van ontstekingsreacties.** *Nu wordt de synergie 'AromaTouch' aangewend om ontstekingen te verminderen en een gezonde ontstekingsreactie te bevorderen.*
4. **Homeostase.** *De laatste stap omvat het inmasseren van 'Deep Blue' om spierontspanning en een gevoel van algeheel welzijn te bevorderen.*

Een oase van rust creëren

In onze zoektocht naar momenten van innerlijke rust streven we allemaal wel eens naar een vleugje Zen. Welk kompas kunnen we dan beter volgen dan dat van etherische oliën? Ze bieden een natuurlijke en veilige manier om rust in je vaak hectische leven te brengen, waardoor je je zowel emotioneel als lichamelijk beter zult voelen.

Etherische oliën kunnen kalmerende werken omdat ze in wisselwerking staan met ons centrale zenuwstelsel. Een van hun aantrekkelijkste eigenschappen is het vermogen om zowel te stimuleren als te kalmeren. Het is dan ook niet verrassend dat etherische oliën symptomen van depressie kunnen verlichten en tegelijkertijd kunnen helpen bij het reguleren van angstsymptomen.

Biochemie, emoties en het brein

Onderzoek toont aan dat het inwrijven van een etherische olie of het inademen van de damp ervan, biochemische reacties in onze hersenen activeert, die een positieve invloed hebben op onze stemming en emoties.

Lavendel

Verschillende onderzoeken hebben laten zien dat **lavendelolie** kalmerende effecten kan hebben en de stemming kan verbeteren. Een onderzoek gepubliceerd in het tijdschrift *Frontiers in Behavioral Neuroscience* in 2018 wees op de anxiolytische (angstverminderende) effecten van lavendelolie bij muizen [5]. Mensen zijn geen muizen, natuurlijk. Daarom is het fijn dat een ander onderzoek tot de conclusie kwam dat het bij mensen ook zo werkt [6].

---

5   Linalool odor-Induced anxiolytic effects in mice / H. Harada (et al.),
    Front Behav Neurosci 12 (2018)

6   Essential oil of lavender in anxiety disorders: Ready for prime time? / B.J. Malcolm (et al.),
    Ment Health Clin 7 (2017): 147–155.

Bergamot

Een pilotstudie gepubliceerd in het tijdschrift *Phytotherapy Research* in 2017 richtte zich op de kalmerende eigenschappen van **bergamot-olie**. De resultaten lieten zien dat de deelnemers aan het onderzoek die bergamot-olie inhaleerden in de wachtkamer van een centrum voor geestelijke gezondheidszorg, vaker positieve gevoelens hadden [7].

Sinaasappel

In het *Journal of Alternative and Complementary Medicine* was in 2012 te lezen dat het inhaleren van de damp van sinaasappelolie, kan zorgen voor vermindering van angstgevoelens [8].

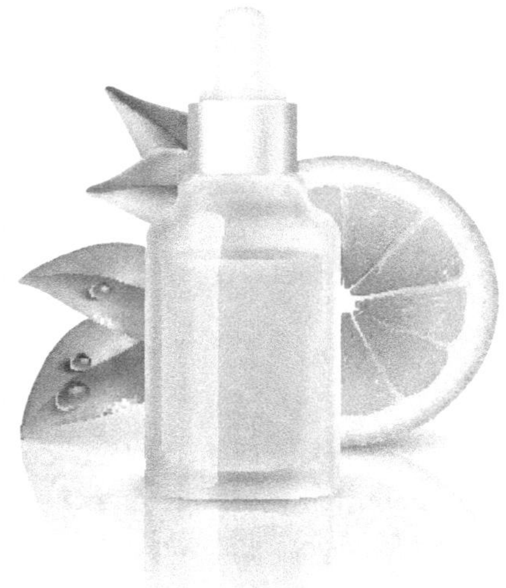

---

7   Bergamot (citrus bergamia) essential oil inhalation improves positive feelings in the waiting room of a mental health treatment center: a pilot study / X. Han (et al.), *Phytother Res* 31 (2017): 812–816.

8   Effect of sweet orange aroma on experimental anxiety in humans / T.C. Goes, (et al), *J Altern Complement Med* 18 (2012): 798–804.

Hoe herken je echte etherische olie?

Etherische oliën zijn ongelooflijk populair. Zelfs zo populair dat je ze soms bij de kassa van de bouwmarkt nog kunt tegenkomen. Om 100% te kunnen profiteren van wat oliën je te bieden hebben, zul je dus op zoek moeten gaan naar echte etherische olie. Hier moet je op letten:

Controleer de bron en reputatie

Koop etherische oliën van gerenommeerde leveranciers, merken of producenten. Koop je online, lees dan productbeoordelingen en bekijk de reputatie van de verkoper.

Kijk naar het flesje

Echte etherische oliën worden meestal verkocht in donkere, glazen flesjes om ze te beschermen tegen licht. Licht kan de kwaliteit van de olie verminderen. Vermijd oliën die in heldere, plastic flesjes.

Lees het de verpakking

Controleer de verpakking of het label op belangrijke informatie zoals de botanische naam van de plant, de herkomst en de extractiemethode. Een volledige en nauwkeurige beschrijving is een goed teken.

Kijk naar de prijs

Hoogkwalitatieve etherische oliën zijn over het algemeen niet goedkoop. Als de prijs te mooi lijkt om waar te zijn, kan het product verdund zijn of synthetische stoffen bevatten.

Kijk naar de naam

Etherische olie, essentiële olie en essence zijn de juiste benamingen. Geurolie of aromatische olie zijn namen voor met synthetische stoffen die de geur nabootsen of versterken. Lekker in de winkel laten staan dus.

Ruik

Echte etherische oliën hebben een kenmerkende geur die overeenkomt met de geur van de plant. Als de geur onnatuurlijk lijkt of sterk verschilt van wat je verwacht, heb je kans dat je aan een synthetische geurolie staat te ruiken.

Geen angst voor en door etherische olie

De dag voordat ik 36 werd, heb ik gekozen voor een nieuwe benadering van mijn voortdurende strijd met angst. Eerdere pogingen met conventionele medicatie en therapieën deden wel íets, maar niet genoeg en ik wilde niet de tweede helft van mijn *thirties* beginnen met het gevoel dat angst het van me zou winnen. Tijd voor aromatherapie dus.

Basilicumolie was mijn eerste experiment. Zodra sommige dingen iets te overweldigend worden, doe ik een paar druppels op mijn polsen. Dan snuif ik de zoete, peperige geur op, haal diep adem en voel me gelijk iets kalmer. Bijna alsof ik iets meer geworteld of geaard raak. Als ik het op mijn plexus smeer, gaat de spanning in mijn maag meestal weg of wordt minder dwingend. Daardoor durf ik iets meer van mezelf te vragen.

Een andere ontdekking was bergamot. Op stressvolle werkdagen vul ik mijn diffuser met een paar druppels bergamot-olie, wat een kalmerende sfeer geeft. Het klinkt misschien overdreven, maar met citrusaroma lijkt de gespannen sfeer te transformeren tot een meer serene setting.

Aromatherapie is misschien geen wondermiddel, maar voor mij heeft het wel aanzienlijke verbeteringen gebracht. Het heeft me op een natuurlijke manier geholpen mijn angst te beheersen en me de kracht gegeven om meer actief deel te nemen aan het leven. De kleine flesjes etherische olie zitten nu standaard in mijn tas. En er zijn dagen dat het al voldoende is om te weten dat ze er zijn, zonder dat ik ze gebruik.

Alexandra Joosse (36), Sint Philipsland

Tx olie

Je zult ondertussen wel begrepen hebben dat etherische oliën niet alleen heerlijk zijn om mee te ontspannen, maar ook krachtig genoeg om allerlei lichamelijke klachten te behandelen en te voorkomen. Laten we in dit hoofdstuk kijken naar zeven specifieke manieren waarop oliën hier met succes voor kunnen worden ingezet.

Eerst even ontspannen

In elke ruimte van je huis kun een heerlijke kalme sfeer creëren met etherische olie. Je hoeft er de olie alleen maar te laten verdampen of te verstuiven. Je gebuikt hiervoor een kommetje warm water met de olie erin, een diffuser of stokjes die geïmpregneerd zijn met olie die je in een flesje zet. Je kunt ook een paar drupjes olie aanbrengen op een poreuze steen of een stuk kurk.

Een andere handige optie is een spray maken die je overal mee naar toe kunt nemen. Meng tien tot vijftien druppels van je favoriete olie met 60 ml water en je hebt de perfecte mix om je waar en wanneer je maar wilt in een kalmerende geur te hullen. Er zijn zelfs sieraden en medaillons met etherische oliën erin die je voortdurend in een aura van rust en kalmte helpen te zijn.

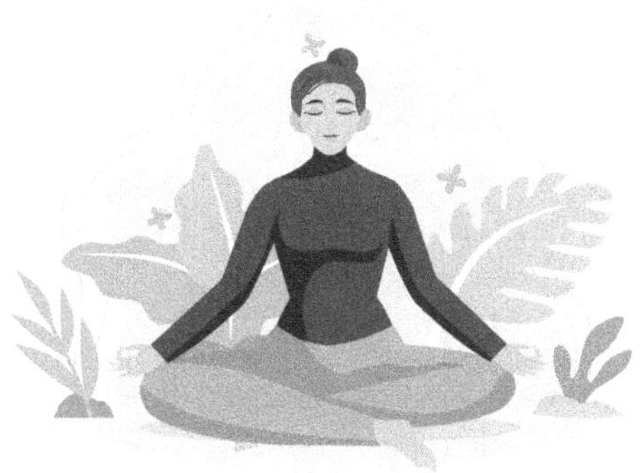

Kies de kalmerende olie die bij jou past

Welke etherische olie de perfecte rustbrenger is, kan van persoon tot persoon verschillen. Wat voor jou als een superkalmerende olie werkt, is mogelijk niet de favoriet van je moeder, zus of beste vriendin. Door te experimenteren met diverse oliën ontdek je snel de ideale mix waarmee je jouw eigen oase van rust kunt creëren. Dit zijn vijf etherische oliën om hierbij in overweging te nemen.

Bittere sinaasappel

Het kalmerende effect van bittere **sinaasappelolie** wordt toegeschreven aan de aromatische verbindingen in de olie, zoals limoneen en myrceen. Deze stoffen kunnen biochemische reacties in de hersenen activeren die zorgen voor een kalmerend en ontspannend gevoel.

In aromatherapie wordt bittere sinaasappelolie vaak gebruikt vanwege de rustgevende eigenschappen. Het inhaleren van de geur van deze olie vermindert stress, bevordert ontspanning en het verbetert de algehele gemoedstoestand.

Gebruik deze olie in een diffuser, voeg het toe aan je zelfgemaakte massage-olie of gebruik het in een lekker warm bad om het kalmerende effect voor 100% te ondergaan.

Ylang-ylang

De stoffen linalool en geranylacetaat in **ylang-ylang-olie** hebben, net als bij bittere sinaasappelolie, het vermogen om de productie bepaalde neurotransmitters in de hersenen te stimuleren die zorgen voor ontspanning en een groter gevoel van welzijn. Mensen die ylang-ylang olie gebruiken, noemen vaak een gevoel van sereniteit en gebalanceerde emoties. Uit onderzoek blijkt ook nog eens dat ylang-ylang-olie iets kan doen aan te hoge bloeddruk [1].

---

1   Effects of Ylang-Ylang aroma on blood pressure and heart rate in healthy men /
     D.-J. Jung (et al.), *J Exerc Rehabil* 9 (2013): 250–255.

Cederhout

Doe eens een paar druppels **cederhoutolie** in je diffuser of je badwater. Deze prachtige olie, met haar kalmerende en aardse aroma, werkt kalmerend en slaapbevorderend. Ze verlicht spasmen en bevat ontstekingsremmende stoffen die kunnen helpen bij het verminderen van gewrichtsstijfheid en andere vormen van pijn die je beletten te ontspannen. Veel mensen ervaren met cederhoutolie een gevoel van geborgenheid en evenwicht. De stoffen in cederhoutolie die ons al dit moois brengen, zijn cedrol en alpha-cedrene.

Valeriaan

Valeriaanolie staat bekend om haar kalmerende en ontspannende eigenschappen, die vooral worden toegeschreven aan het valeriaanzuur dat het bevat. Deze aromatische verbinding heeft een rustgevende invloed op het zenuwstelsel, wat leidt tot een afname van stress en het bevorderen van een gevoel van kalmte. Het inademen van de aangename, aarde-achtige geur van valeriaanolie vermindert angstgevoelens en het ondersteunt je emotioneel welzijn. Bovendien slaap je er sneller mee in en is je slaap dieper.

Lavendel

Wie kent deze mooie olie met haar zoete, bloemige geur nou niet? Dé ontspan-ningsolie bij uitstek. Lavendel helpt bij het behandelen van gevoelens van onrust en stress, ze verlicht pijn en is wiegt je 's avonds snel en liefdevol in slaap. Maak ook eens een spray voor in de auto. Ideaal om snel te ontstressen na een lange dag op het werk. Je kunt de olie ook in een rollerflesje doen. Met zo'n flesje, dat lijkt op een deodorantroller, maar dan kleiner, kun je op elk moment even een beetje van de relax-mengseltje opsmeren.

Hoofdpijn te lijf

Hoofdpijn kan allerlei oorzaken hebben, waaronder stress en vermoeidheid, hormonale schommelingen, allergieën, uitdroging en een te lage bloedsuikerspiegel. Als je het probleem bij de bron wilt aanpakken en dus niet domweg de pijn weg te drukken met aspirine of paracetamol, valt het dus soms niet mee om een echt doeltreffende behandeling voor hoofdpijn te vinden.

Los daarvan zijn er ook gewoon best veel mensen die liever geen medicijnen nemen en de voorkeur geven aan een meer natuurlijke benadering om hoofdpijn te verlichten. Voor die mensen, waar jij er misschien één van bent, is er goed nieuws. Etherische oliën zijn namelijk een uitstekend alternatief voor pillen en poeders. Voor degenen die de voorkeur geven aan een gecombineerde behandelingsaanpak, zijn oliën ook onmisbaar. Simpel gezegd; door etherische olie in te zetten, kun je toe met minder traditionele geneesmiddelen.

Met aromatherapie kun je verschillende soorten hoofdpijn behandelen, waaronder migraine, spanningshoofdpijn, sinusitis-gerelateerde hoofdpijn en menstruele migraine, om er maar een paar te noemen.

Als je vaak last van hoofdpijn hebt of als het echt zware pijn is, is het echt een goed idee om een arts te raadplegen voor een juiste diagnose en behandeling.

Oliën zijn superhandig omdat ze vooral de onderliggende oorzaak van het probleem aanpakken. Dit komt door hun unieke vermogen om stofjes in de hersenen vrij te maken die zorgen voor gevoelens van rust, voor stressvermindering, regulering van hormonale schommelingen en verbetering van de bloedsomloop. En dan zijn er natuurlijk nog etherische oliën die wel rechttoe, rechtaan pijnstillend werken. Veel van deze oliën kunnen lokaal (topisch) worden aangebracht, maar de meeste aromatherapeuten raden aan om een diffuser te gebruiken.

Soorten hoofdpijn

Er bestaan verschillende soorten hoofdpijn. De soort waar jij het vaakst last van hebt en hoe zwaar je die hoofdpijn ervaart, hangt af van persoonlijke en omgevingsfactoren. Dit zijn de vijf meest voorkomende soorten hoofdpijn:

Spanningshoofdpijn
Dit is de meest voorkomende vorm van hoofdpijn. Het wordt vaak beschreven als een constante druk of strakheid rond het hoofd, vaak vergezeld van nek- en schouderpijn.

Migraine
Migraine is een ernstige vorm van hoofdpijn die bijna altijd samengaat gaat met andere symptomen zoals misselijkheid, braken en overgevoeligheid voor licht en geluid. Migraineaanvallen kunnen variëren in duur en intensiteit.

Clusterhoofdpijn
Deze vorm van hoofdpijn komt minder vaak voor, maar wordt wel als zeer intens en acuut ervaren. Het veroorzaakt hevige, scherpe pijn aan één kant van het hoofd en kan gepaard gaan met symptomen zoals roodheid van het oog en verstopte neus aan dezelfde kant.

Sinusitis-gerelateerde hoofdpijn
Ontsteking van de sinussen (bijholtes) kan hoofdpijn veroorzaken, meestal in combinatie met gezichtspijn en druk.

Medicatie-afhankelijke hoofdpijn
Dit type hoofdpijn ontstaat als gevolg van overmatig gebruik van pijnstillers of migraine-medicatie.

Hormonale hoofdpijn
Sommige mensen ervaren hoofdpijn gerelateerd aan hormonale schommelingen, zoals menstruele migraine. We denken dat de hormonale veranderingen, met name de daling van oestrogeenniveaus, een rol te spelen bij het veroorzaken van deze migrainevariant. Maar hoe het precies zit, daar is de wetenschap nog niet uit.

Vijf etherische oliën die hoofdpijn laten verdampen

Lavendel

Lavendelolie laat je ontspannen en kalmeert je zintuigen, waardoor je opgekropte spanning en stress kan loslaten; symptomen die kunnen bijdragen aan een bonzende hoofdpijn. Het werkt verder als een angstverminderend middel en als antidepressivum. Je kunt deze olie verdampen of je kunt haar verdund als topische olie gebruiken. Lavendelolie is buitengewoon effectief bij het verlichten van migraine-hoofdpijn. Wrijf je slapen en de achterkant van je nek zachtjes in met de verdunde olie en de pijn zal minder worden.

Rozemarijn

Rozemarijnolie helpt bij het verminderen van pijn en verlicht spanning. Het is een uitstekend natuurlijk, stressverlagend middel. Bovendien kan het andere symptomen die soms samengaan met hoofdpijn, zoals misselijkheid en slapeloosheid, verminderen.

Pepermunt

Als je **pepermuntolie** op je pijnlijke voorhoofd en je slapen aanbrengt, geeft dat een heerlijk een verkoelend gevoel. En het stimuleert de bloedsomloop en vermindert spierspanning. Pepermuntolie is vooral nuttig bij de behandeling van spanningshoofdpijn. Maar ook bij hoofdpijn door bijholte-ontsteking of -verstopping gebruiken aromatherapeuten graag deze frisse olie.

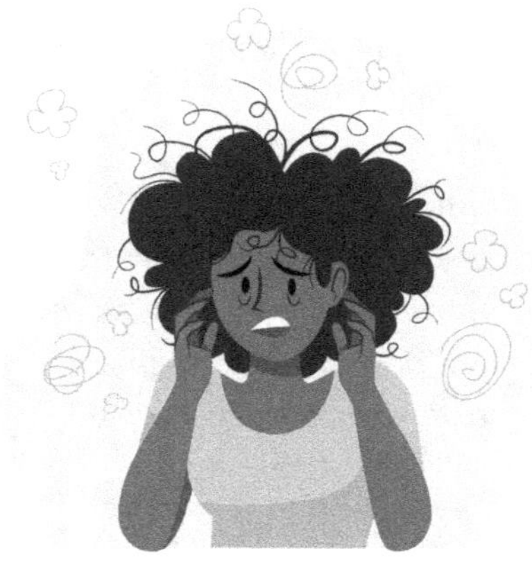

Eucalyptus

Nu we het toch over sinusitis-gerelateerde hoofdpijn hebben: breng
eucalyptusolie aan op de punt van je neus, je slapen en op je borst om druk en
pijn in je bijholtes (sinusspanning) te verlichten en tegelijkertijd je neusholte te
openen. Eucalyptus heeft een rijke geschiedenis en goede reputatie wat betreft
het verminderen van bijholte-ontstekingen (sinusitis).

Oregano

Oregano-olie kan helpen bij de aanpak van milde hoofdpijn en migraine.
De stof carvacrol die erin zit, is een krachtige ontstekingsremmer die razendsnel
verlichting geeft. Je kunt deze olie oraal innemen door drie druppels onder je
tong te doen of door het topisch aan te brengen op je voorhoofd en slapen.

*Nu je in de weer gaat met etherische olie op je gezicht, is het belangrijk dat
je weet dat de olie niet met je lippen of gebieden rond de mond in aanraking
mag komen.*

Etherische oliën als anti-oxidant

Anti-oxidanten zijn stoffen die ons lichaam beschermen tegen schade
veroorzaakt door vrije radicalen. Vrije radicalen zijn 'instabiele moleculen' die
schade kunnen aanrichten aan onze lichaamscellen. Ze kunnen als het ware
de samenstelling van moleculen in die cellen een piepklein beetje veranderen.
Net zoals het veranderen van één letter in een regel computercode of het
verplaatsen van de komma in een geldbedrag, kunnen deze ogenschijnlijk kleine
veranderingen tot enorme gevolgen leiden.

Anti-oxidanten neutraliseren de vrije radicalen en helpen zo schade te
voorkomen. Ze zitten in verschillende voedingsmiddelen, zoals groenten, fruit
en noten en in allerlei planten. Etherische oliën worden vaak gewonnen uit die

planten die anti-oxidanten bevatten. Maar daarmee is niet altijd gezegd dat de olie dan automatisch ook een anti-oxidantwerking heeft. Laten we dus eens kijken welke etherische oliën je kunt gebruiken als anti-oxidant.

Basilicum

Basilicumolie zit boordevol anti-oxidanten. De belangrijkste daarvan is een stof genaamd linalool. Een onderzoek in het wetenschappelijke tijdschrift *Food & Function* ontdekte dat etherische olie van basilicum een veel betere anti-oxidante werking heeft dan als linalool op zichzelf gebruikt wordt [2].

Wanneer een stof effectiever is wanneer deze in zijn oorspronkelijke 'bron' wordt gebruikt dan wanneer deze geïsoleerd wordt, spreken we van synergie. Synergie treedt op doordat andere stoffen in de bron ons lichaam helpen de specifieke stof waarop we ons richten beter te benutten. Dit fenomeen kan ook optreden bij etherische oliën. Vanwege de sterke concentratie leveren deze oliën ook nog eens meer kracht per dosis dan als we behandelen met de plant zelf waar we de olie uit gewonnen hebben.

Bijvoet

Bijvoet-olie, ook bekend als **artemisia-olie**, is een relatief onbekende etherische olie, maar dat zou best anders mogen zijn. Een artikel in 2022 gepubliceerd in het tijdschrift *Pharmaceuticals* meldde dat hoewel bijvoet-olie niet de hoogste concentratie anti-oxidanten heeft, het zowel thymol als carvacrol bevat [3]. Dit zijn sterke anti-oxidanten. Sluit deze olie niet uit alleen maar omdat de absolute concentratie anti-oxidanten aan de lage kant is.

---

2   Recent updates on bioactive properties of linalool / Q. An (et al.), *Food Funct* 12 (2021): 10370–10389.

3   Phytochemical Profiling, Antioxidant, Antimicrobial and Cholinesterase Inhibitory Effects of Essential Oils Isolated from the Leaves of Artemisia scoparia and Artemisia absinthium / F.A. Khan (et al.), *Pharmaceuticals* (Basel) 15 (2022): 1221.

Oregano

Thymol en carvacrol vinden we ook terug in **oregano-olie**. Maar de allerbelangrijkste anti-oxidant in oregano-olie luistert naar de naam p-cymeen. Er zijn veel verschillende soorten oregano. P-cymeen, in de vier daarvan die we het vaakst gebruiken op etherische olie uit te halen.

Hoewel deze oliën anti-oxidant eigenschappen hebben, moeten ze niet worden gezien als vervanging voor een gevarieerd dieet met whole-foods. Het is essentieel om voldoende anti-oxidanten uit evenwichtige, plantaardige voeding te halen. Eet lekker veel groenten, fruit, noten en zaden. Etherische oliën kunnen natuurlijk wel een aanvulling zijn op je gezonde plant-based dieet.

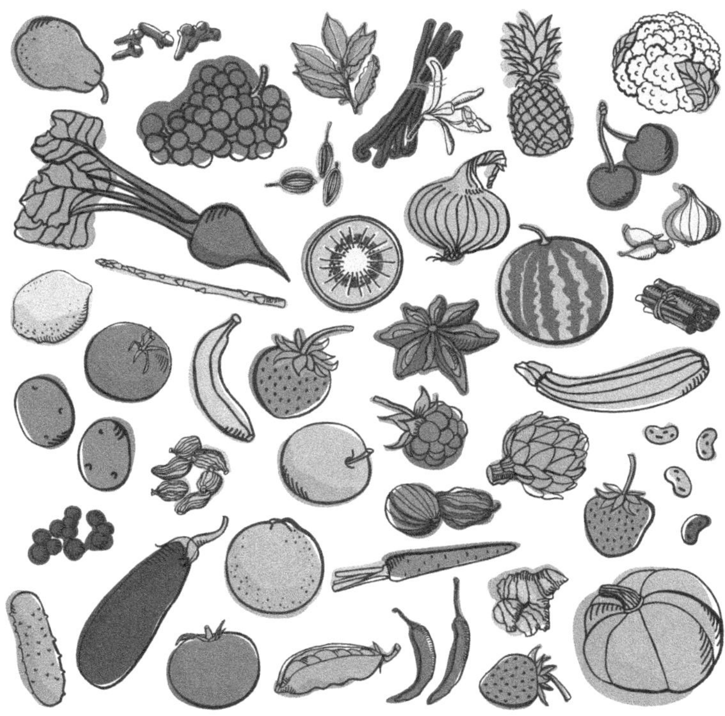

Geef je huid en haar een oppepper

Voordat je gaat lezen welke etherische oliën je kunt gebruiken voor een stralende huid en zijdezacht haar, krijg je twee recepten voor twee verzorgingsproducten. Eén voor je haar en één voor je huid.

Zorg er in ieder geval voor dat het grootste deel van je recept bestaat uit een of meer biologische, plantaardige basisoliën. Deze hebben van zichzelf al voedende en hydraterende eigenschappen die goed zijn voor je huid en je haar. Daar voeg je vervolgens je specifieke etherische olie aan toe en, als finishing touch, een paar druppels etherische waarvan de geur voor jou een speciale betekenis heeft.

Basisrecept haarverzorging

1. *Neem een schone, lege flacon met een inhoud van 100 ml.*
2. *Giet 90 ml basisolie (draagolie) in de fles. Je kunt deze kiezen op basis van je persoonlijke voorkeur en wat goed werkt voor jouw haartype.*
3. *Voeg 15 druppels van elke etherische olie toe die je wilt gebruiken.*
4. *Voeg 15 druppels van je gekozen 'oh-wat-ruikt-dit-toch-lekker-olie' toe.*
5. *Sluit de fles goed af en schud voorzichtig om de oliën te mengen.*
6. *Doe voor gebruik een patch-test om te checken op allergische reacties.*
7. *Breng nu je mengsel aan op droog haar, vooral op de haarpunten en masseer het in.*
8. *Laat de olie minstens 30 minuten inwerken en was daarna je haar zoals je gewend bent.*
9. *Wikkel je haar in een zachte handdoek. Voor de meeste haartypes wordt aangeraden om je haar ongeveer 10 tot 20 minuten in een handdoek te laten zitten. Dit geeft de handdoek de kans om overtollig water te absorberen. Als je dun of fijn haar hebt, hou je het bij 5 tot 10 minuten om klitten te voorkomen. Heb je dikker, krullend haar, dan kun je tot 30 minuten gaan.*

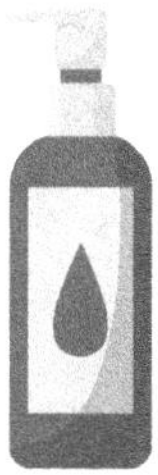 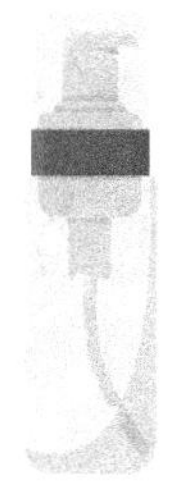 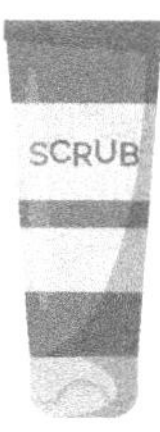 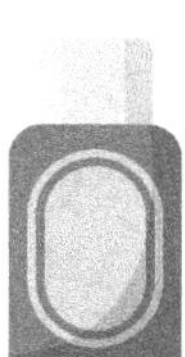 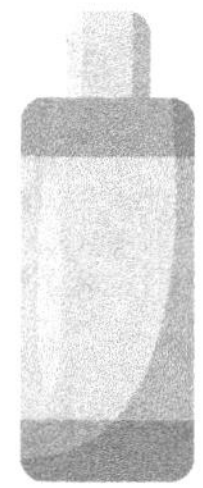

Basisrecept hydraterende en voedende huidcrème

Ingrediënten
- 4 eetlepels bijenwas
- 6 eetlepels kokosolie
- 6 eetlepels zoete amandelolie
- 2 theelepels vitamine E-olie
- 20 druppels etherische olie

De bijenwas werkt als een natuurlijk conserveermiddel en geeft de crème een stevige textuur. De vitamine E-olie is ook een conserveermiddel, heeft anti-oxidanteigenschappen wat veroudering van de huid tegengaat en zorgt voor extra voeding.

1. Smelt de bijenwas, kokosolie en zoete amandelolie in de magnetron of au bain-marie. Zorg ervoor dat alles goed gemengd is.
2. Laat het mengsel afkoelen zonder dat het helemaal stolt.
3. Voeg de vitamine E-olie en de etherische olie toe en roer alles goed door.
4. Giet het mengsel in een schone, afsluitbare glazen pot.
5. Laat de crème volledig afkoelen en stollen voordat je de pot afsluit.

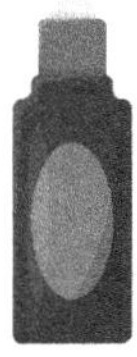  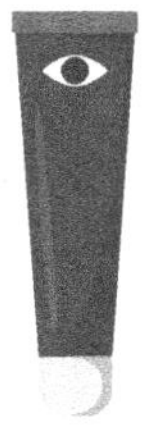 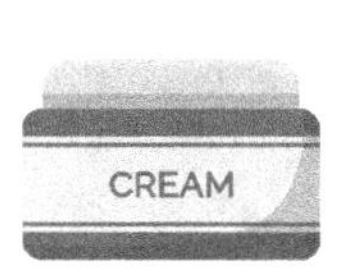 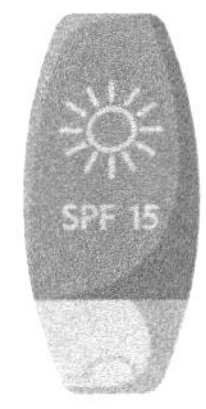

Basisoliën

Laten we nu eens kijken welke basisoliën je kunt gebruiken voor je verzorgingsproducten. Daarna duiken we -figuurlijk- in de etherische oliën.

Amandel

Zoete **amandelolie** is rijk en voedzaam.

Argan

Argan-olie bevat vitamine E en essentiële vetzuren die helpen bij het hydrateren van je huid, haar en nagels. Het heeft een nootachtige geur die goed samengaat met veel recepten voor haarverzorgingsproducten.

Avocado

Avocado-olie biedt dezelfde omega-3-vetzuren en anti-oxidanten voor je huid als je die ermee insmeert, als voor je lichaam wanneer je avocado eet.

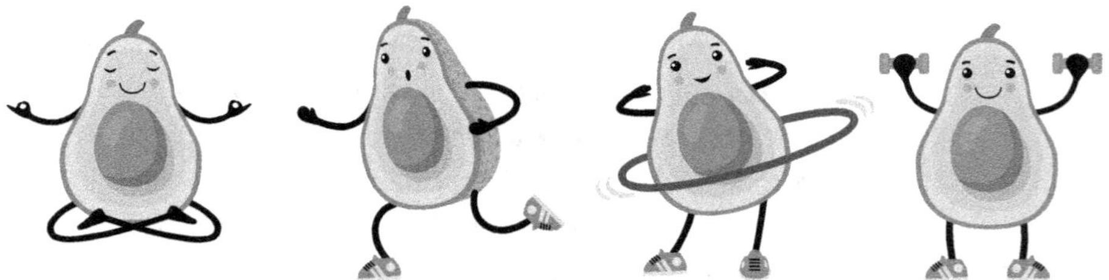

Kokos

Kokosolie is super voor zowel je haar als je huid. Ze wordt snel en gemakkelijk opgenomen, waardoor het lijkt alsof het sneller effect heeft. Het blijft lekker stevig bij kamertemperatuur waardoor het zich goed leent als basis voor een huidcrème. En kokosolie bevat belangrijke eiwitten, vetzuren en vitamine E.

Druivenpit

Druivenpitolie werkt als een natuurlijk samentrekkend (adstringerend) middel en heeft zowel helende als ontstekingsremmende eigenschappen. Het is een hele goede keuze als je last hebt van acne.

Olijf

Olijfolie zit bomvol anti-oxidanten en vitamine A en E. Het werkt waanzinnig goed bij de behandeling van een droge huid en eczeem.

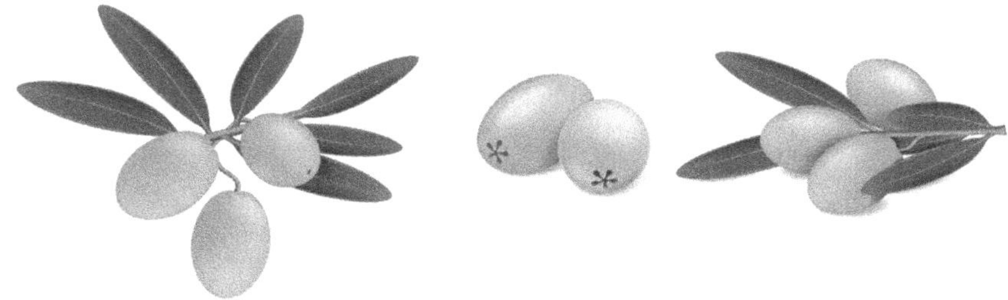

Sesamzaad

Sesamolie is de beste basisolie als je een crème of lotion voor een geïrriteerde huid. Het helpt met name opvallend goed bij huidirritatie veroorzaakt door zonnebrand of wind.

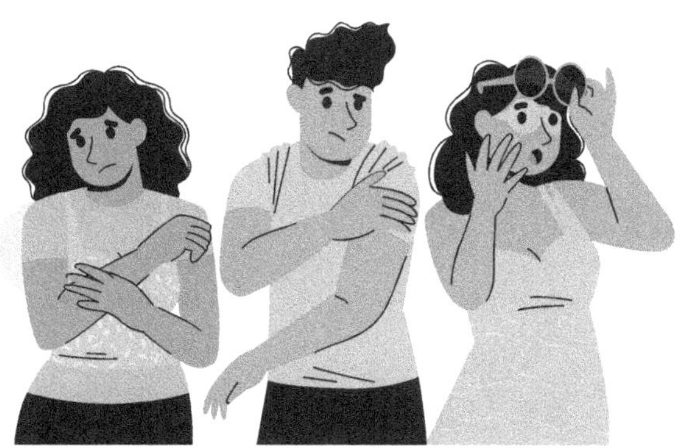

Etherische oliën

Dit is de top drie van etherische oliën om te gebruiken in haar- en huidverzorgingsproducten. Ze zijn mega-effectief en erg veelzijdig:

Aloë vera

Aloë vera-olie is een etherische olie die je kunt gebruiken voor de behandeling van eczeem, roos en psoriasis. Je kunt haar ook in goed gebruiken in crèmes of in een blend in een rollerflesje voor simpele huidirritaties.

Castor

Castorolie, ook bekend als **ricinusolie**, werkt goed om je haar sneller te laten groeien en om vocht in te sluiten voor mensen met dik haar. Deze olie doet het goed in conditioners, shampoos en huidlotions.

Tea tree

Tea tree-olie vermindert infecties, wat goed nieuws is voor mensen met auto-immuunziekten of een verlaagde weerstand. Een crème met tea tree-olie erin werkt goed tegen kalknagels, zwemmerseczeem, acne, hoofdluis, roos en insectenbeten.

Eervolle vermelding

Niet in de top drie, maar zeker de moeite waard om mee te experimenteren voor een stralende huid en glanzend haar, zijn deze tien oliën:

- Calendula
- Eucalyptus
- Geranium
- Jasmijn
- Kamille
- Lavendel
- Pepermunt
- Rozemarijn
- Tijm
- Ylang-ylang

Een geoliede spijsvertering

Spijsverteringsproblemen kunnen behoorlijk veel ongemak en zelfs pijn opleveren. Je jachtige, moderne leven met al zijn eisen dwingt je soms naar een middel te grijpen om je te verlossen van obstipatie, diarree, maagpijn, misselijkheid of braken. Dat je dit boek aan het lezen bent doet vermoeden dat je hierbij bij voorkeur voor een meer natuurlijke benadering kiest om de spijsvertering te verlichten of te verbeteren.

Veel etherische oliën hebben eigenschappen die het centrale zenuwstelsel kunnen kalmeren of stimuleren en het probleem dat je symptomen veroorzaakt, kunnen aanpakken. Sommige oliën zijn ontstekingsremmend, wat vooral interessant kan zijn voor mensen die last hebben van het prikkelbare darmsyndroom of gastro-enteritis (ontsteking van het maag-darmkanaal).

Omdat dit laatste probleem vaak veroorzaakt wordt door virussen, bacteriën of parasieten, zijn etherische oliën met antivirale, antibacteriële of antiparasitaire eigenschappen hier natuurlijk ook onmisbaar. Dit zijn de vijf etherische oliën die aromatherapeuten vaak voorschrijven bij spijsverteringsproblemen:

Gember

Gemberolie biedt verlichting bij diarree doordat ze de beweging van voedsel door ons spijsverteringskanaal kan verbeteren. Bovendien heeft gemberolie pijnstillende eigenschappen, waardoor ze buikpijn kan verlichten, ontsteking van de darmwand en -slijmvlies kan beperken en symptomen van misselijkheid kan verminderen.

Pepermunt

Pepermuntolie is verkrijgbaar in capsules die niet aangetast worden door maagsap. Deze capsules zijn ideaal voor de behandeling, primair of ondersteunend, van symptomen die verband houden met het prikkelbare darmsyndroom. De ingeademde damp van pepermuntolie werkt goed tegen misselijkheid. Maar let op: pepermuntolie kan giftig zijn bij overmatig gebruik, dus lees de bijsluiter en volg de instructies zorgvuldig op.

Muskaatsalie

Muskaatsalie-olie bevordert de algehele gezondheid van de darmen. Deze krachtige etherische olie stimuleert de spijsverteringssappen wanneer je haar lokaal op je buik aanbrengt. Ze helpt het spijsverteringskanaal te kalmeren en verlicht pijnlijke krampen en spasmen.

Kamille

Kamille-olie bevat stofjes die krampstillend zijn. Ze helpt daarmee tegen diarree, een opgeblazen gevoel, brandend maagzuur, indigestie en braken. Je kunt een verdunde vorm van kamille-olie topisch op de buik aanbrengen om de maag te kalmeren en de darmspieren te ontspannen, waardoor krampen worden verlicht.

Citroen

Citroenolie bestrijdt misselijkheid en diarree. Door deze olie op je buik te wrijven kun je maagpijn draaglijker maken of zelfs laten verdwijnen.

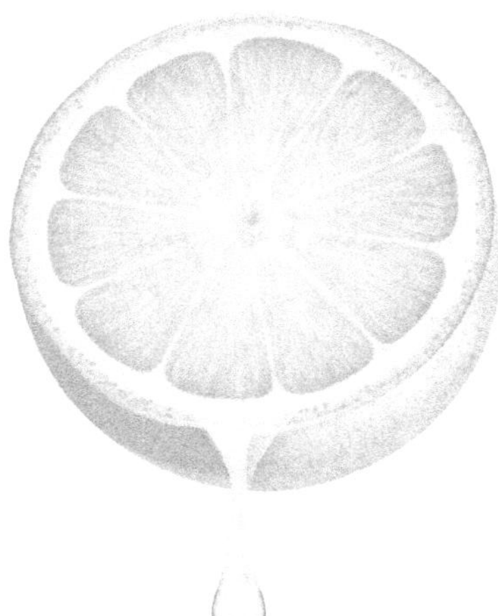

Gezonde sinussen

Gezonde wat? Gezonde sinussen! Sinussen, ook bijholtes genoemd, zijn holle, met lucht gevulde ruimtes in de schedel. Ze zijn bedekt met een dun slijmvlies en zijn via kleine openingen verbonden met de neusholte. De vier belangrijkste sinussen zijn de voorhoofdsholten, de kaakholten aan beide zijden van de neus en boven de bovenkaak, de zeefbeenholten achter de neus en tussen de ogen en de wiggebeenholten aan de basis van de schedel.

Na dit minilesje over de anatomie van de schedel, zullen we kijken hoe je de sinussen in optimale gezondheid houdt met behulp van etherische oliën.

Als je last hebt van je sinussen, hetzij door een infectie, allergieën of verstopping, kan dit heel vervelend zijn. Sinusproblemen kunnen pijn veroorzaken in en om je gezicht en nek, ademhalen bemoeilijken en zelfs horen en spreken wordt soms lastig. Gelukkig kunnen ook hier etherische oliën uitkomst bieden. Ze bevatten bestanddelen die veel van de symptomen veroorzaakt door een sinusinfectie of -irritatie kunnen verminderen. Bovendien geven ze geen bijwerkingen en zit er geen chemische rommel in.

Maak je sinussen schoon

Om optimaal te profiteren van je etherische oliën, kun je een simpele luchtbevochtiger gebruiken waar je 25 druppels van de etherische olie van jouw keuze in doet.

Of voeg vijf druppels van de gekozen etherische olie toe aan een kom met heet water. Bedek je hoofd met een zachte handdoek en hou je gezicht boven de kom. Adem nu langzaam de opstijgende damp in door je neus. Adem uit door je mond. Als je neus verstopt is, adem je in door je mond en probeer je toch je neus ook mee te laten doen. Je kunt ook tien druppels olie op een spons doen en deze in je bad, vlakbij je gezicht laten drijven.

Dit zijn negen krachtige oliën die je kunt gebruiken om je sinussen weer schoon en gezond te krijgen:

- **Lavendel** kan verlichting brengen bij congestie (verstopping), ontstekingen verminderen en bijdragen aan de bestrijding van een sinusinfectie.
- **Pepermunt** kan de ook strijd tegen sinusinfecties ondersteunen en heeft antivirale, ontstekingsremmende en antibacteriële eigenschappen.
- **Kamille** kan eveneens bijdragen, omdat het eigenschappen heeft die antiseptisch en anti-allergisch zijn.
- **Kruidnagel** kan een bijdrage leveren aan de behandeling van diverse ademhalingsproblemen. Het heeft bovendien een verzachtend effect op je pijnlijke of geïrriteerde neusholtes.
- **Oregano** geeft ook verlichting bij sinusinfecties en -irritatie.
- **Menthol** en **eucalyptus** staan er ook om bekend de symptomen van sinusinfecties te helpen verminderen.
- **Zoete basilicum** en **rozemarijn** geven verlichting bij sinusitis-gerelateerde hoofdpijn.

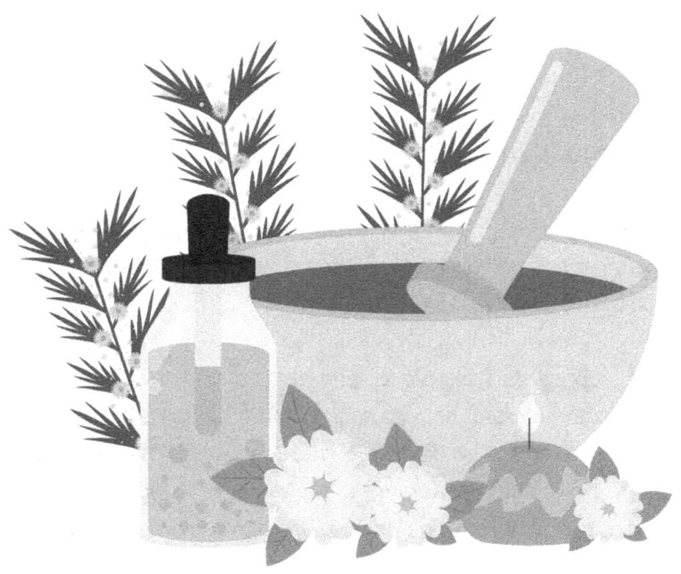

Soepele en minder pijnlijke gewrichten

Of het nu komt door overbelasting bij het sporten of op het werk, door artrose of reuma of gewoon doordat je wat ouder wordt, gewrichtspijn kan aanzienlijke invloed hebben op je dagelijks leven. Leven met pijn heeft emotionele, mentale en uiteraard fysieke gevolgen. Als je last hebt van gewrichtspijn en stijve gewrichten, kan het moeilijk worden om de activiteiten die zo belangrijk voor je zijn, voort te zetten. Het kan soms zelfs in de weg staan van je sociale leven.

Etherische oliën kunnen je op een zachte en natuurlijke manier ondersteunen bij gewrichtspijn en stijve gewrichten. Met een beetje geluk kun je zelfs minderen of stoppen met traditionele medicijnen voor dit soort problemen. Laten we samen eens kijken hoe aromatherapie je kan helpen om die stijve gewrichten weer iets losser te maken.

Aloë vera

Aloë vera-olie kan gewrichtspijn verzachten door het pijnlijke, stijve gewricht ermee in te masseren. Deze olie is verkrijgbaar in gelvorm, maar je kunt natuurlijk ook zelf een massageolie maken.

Aloë vera heeft ontstekingsremmende eigenschappen. Bij gewrichtspijn, vooral als deze wordt veroorzaakt door ontstekingen, kan het aanbrengen van aloë vera-olie helpen om ontstekingen te verminderen.

Aloë vera heeft ook een verkoelende werking. Dit kan een kalmerend effect hebben op pijnlijke gewrichten en spieren, vergelijkbaar met het aanbrengen van een koud kompres.

Eucalyptus

Eucalyptusolie is vooral heel nuttig omdat de tannines die erin zitten zwelling en artritische pijn kunnen laten afnemen. De pijnstillende en ontstekingsremmende eigenschappen van eucalyptus verlichten de pijn in je gewrichten en spieren.

Masseren met verdunde eucalyptusolie bevordert de bloedcirculatie.
Een goede bloedcirculatie is belangrijk voor het bevorderen van genezing
en het verminderen van pijn.

De geur van eucalyptusolie heeft op veel mensen een verkwikkend effect, wat
weer kan helpen bij het verminderen van stress en spanning. Indirect draagt dit
bij aan verlichting van gewrichtspijn. Je ervaart pijn anders als je ontspannen
en minder gestrest bent.

Gember

De stoffen in gember die zorgen voor de sterke smaak, gingerolen genaamd,
zijn precies de stoffen waardoor **gemberolie** effectief kan worden ingezet als
een ontstekingsremmer. De kalmerende en ontspannende eigenschappen
van deze olie worden door aromatherapeuten benut bij gewrichtspijn, artrose-
gerelateerde pijn, rug- en spierpijn.

Gemberolie is heerlijk verwarmend. Het aanbrengen van verdunde gemberolie
op de huid rondom een pijnlijk en stijf gewricht, geeft direct verlichting.

Het opwekkende effect van de karakteristieke geur van gemberolie, speelt
dezelfde, indirecte rol waar we het bij eucalyptusolie over hadden.

Lavendel

De ongekende ontstekingsremmende, antimicrobiële en kalmerende effecten
van lavendel zorgen voor verlichting van spierspasmen, pijn en spanning.
Ontstekingen zijn vaak een bron van pijn bij gewrichtsaandoeningen en
gespannen spieren verhogen de druk op gewrichten.

Lavendelolie kan verder de bloedcirculatie bevorderen. Een goede bloedsomloop is belangrijk voor het leveren van voedingsstoffen aan de gewrichten
en het afvoeren van afvalstoffen. De gezondheid van je gewrichten is hier
afhankelijk van.

Pepermunt

Pepermuntolie is door de menthol die erin zit een prima pijnstiller. Ze staat met name bekend om het verlichten van algemene spierpijn, gewrichtspijn, zenuwpijn en hoofdpijn. Pepermuntolie heeft ook ontstekingsremmende eigenschappen en stimuleert de doorbloeding.

Rozemarijn

Rozemarijnolie heeft zowel pijnstillende als antispasmodische eigenschappen, wat haar bijzonder nuttig maakt bij het bestrijden van rugpijn, spierpijn, gewrichtspijn en hoofdpijn. Net als gemberolie is rozemarijnolie verwarmend.

Tijm

Tijmolie geeft verlichting bij gewrichtspijn, rugpijn en spierpijn. De stoffen thymol en carvacrol, waar je al eerder over hebt gelezen, maken dat deze olie ontstekingsremmend is.

Tijmolie staat net als rozemarijnolie bekend om haar antispasmodische eigenschappen, wat betekent dat ze kan helpen bij het ontspannen van spieren rondom de gewrichten, wat gunstig is bij gewrichtspijn.

Vetiver, citroengras en citronella

De oliën van deze planten uit dezelfde familie zijn superhandig bij alledaagse pijntjes en kwalen, ook als ze veroorzaakt zijn door reuma, artritis of artrose. Deze planten wordt veel gebruikt in de Ayurvedische geneeskunde.

Vetiverolie wordt door aromatherapeuten gebruikt om geestelijke en emotionele stabiliteit te bevorderen. Een evenwichtige gemoedstoestand draagt bij aan het algemene welzijn, inclusief het omgaan met gewrichtspijn.

Olie vs. kilo's

Ik ben een vrouw van 52 jaar en ik heb helaas last van overgewicht. Sinds ik de 50 ben gepasseerd, is het alleen maar erger geworden. Ik heb van alles geprobeerd: diëten, sporten, pillen, shakes. Jammer genoeg allemaal zonder succes.

Op een dag las ik een artikel over etherische oliën en hoe ze kunnen helpen bij gewichtsbeheersing. Ik was nogal sceptisch, maar toch ook nieuwsgierig. Ik besloot het een kans te geven en bestelde een paar flesjes online. In het artikel had ik gelezen dat ik olie nodig had die goed is voor het vetmetabolisme en de hormoonbalans.

Ik moest elke ochtend een glas water te drinken met een paar druppels grapefruit- en mandarijnolie. Dat zou de afvoer van afvalstoffen bevorderen en vet afbreken. Ook zouden het de eetlust onderdrukken en goed zijn voor mijn bloedsuikerspiegel. Misschien was het suggestie, maar ik merkte al snel dat ik minder trek had in zoetigheid.

Elke avond masseerde ik mijn buik, heupen en dijen in met een mengsel van bergamot-, geranium- en copaiba-olie, verdund met een avocado-olie. Die zouden goed zijn voor de bloedcirculatie, mijn huid verstevigen en de vetverbranding versnellen. Geranium werd in het artikel sowieso aangeraden tijdens de menopauze.

Na een paar weken begon ik resultaat te zien. Mijn kleding zat losser, mijn weegschaal gaf een leuker getal aan en ik durfde weer in de spiegel te kijken. Ik kon het bijna niet geloven. Ik had eindelijk een manier gevonden om af te vallen zonder mezelf uit te hongeren. Ik moet wel zeggen dat ik er ook bij ben blijven sporten, maar niet méér dan voorheen.

Wat ook helpt is dat ik nu mijn rituelen heb in de ochtend en avond, waardoor ik veel meer het gevoel heb dat ik er bovenop zit. Ik raad iedereen aan die worstelt met overgewicht om het ook eens met deze oliën te proberen. Je hebt niets te verliezen, behalve kilo's!

Roelie Menting (52 jaar), Noord-Sleen

Synergiën en blends

Zodra je een sauna of een aromatherapiecentrum binnenstapt, word je direct liefdevol omarmd door de zalige geur van etherische oliën. Je voelt dat welverdiende ontspanning en innerlijke rust op je wachten. Het is alsof de natuur zelf je begroet met haar krachtige aroma's die doordringen tot in de kern van je 'zijn'. Binnenstappen in deze heerlijk ruikende oases van rust belooft meer dan alleen ontspanning; het opent de deur naar een diepere connectie met jezelf. De etherische oliën nodigen uit tot introspectie. Het is een kans om even te ontsnappen, om de alledaagse zorgen achter je te laten terwijl de kracht van de natuur je omringt.

Al vanaf 4500 v.Chr. maakten de oude Egyptenaren gebruik van mengsels van etherische oliën als weg naar genezing. Kyphi, bijvoorbeeld, was een mengsel van wel 16 verschillende oliën dat gebruikt werd voor medicinale doeleinden.

Maar ook tegenwoordig wordt het mengen van etherische oliën tot synergiën of blends, nog veelvuldig toegepast. Het is een leuke en creatieve manier om etherische oliën aan te passen aan jouw behoeften; aan wie jij bent. Geef daarom bij het creëren van de perfecte blend veel aandacht aan balans en zoek naar een combinatie die echt bij jou past. In een goede blend zal de geur ook niet na een paar minuten vervagen. Jouw blend vertelt op die manier rustig jouw verhaal.

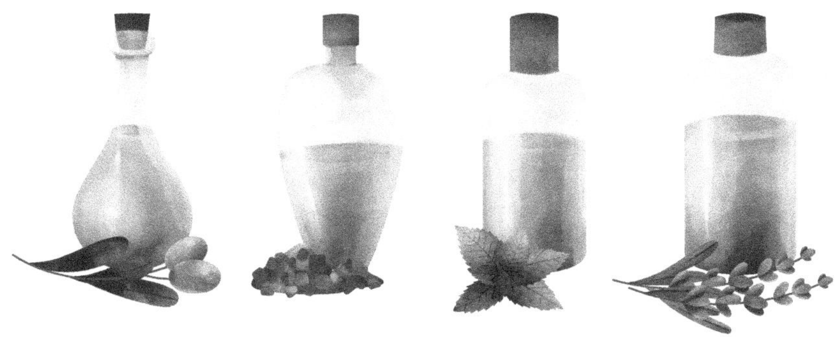

Synergieën

In aromatherapie verwijst het begrip synergieën naar de combinatie van verschillende etherische oliën om een samengesteld effect te bereiken dat sterker is dan de oliën afzonderlijk zouden hebben. Met andere woorden, het is de kunst van het combineren van oliën om een synergetisch effect te creëren, waarbij de eigenschappen van elke olie elkaar aanvullen en versterken.

Synergieën worden samengesteld met een specifiek doel, zoals ontspanning, verlichting van stress, verbetering van de stemming, ondersteuning van het immuunsysteem of verlichting van bepaalde gezondheidsklachten. Het hoofddoel is uiteindelijk natuurlijk het bevorderen van algeheel fysiek, mentaal en emotioneel welzijn.

Elke etherische olie heeft haar eigen unieke chemische samenstelling en eigenschappen en het combineren ervan kan resulteren in een krachtiger en meer uitgebalanceerd effect. Synergieën kunnen bijvoorbeeld oliën bevatten die bekend staan om hun kalmerende eigenschappen, zoals **lavendel** en **kamille**, gecombineerd met oliën die energie en helderheid bevorderen, zoals **pepermunt** en **citroen**. De specifieke samenstelling varieert afhankelijk van het beoogde doel en de voorkeuren van degene die de aromatherapie gebruikt.

Blends

Een blend is een meer algemene term die wordt gebruikt om te verwijzen naar elke combinatie van etherische oliën, ongeacht of ze synergetisch zijn of niet. Een blend kan een mix van oliën zijn voor een aangename geur of specifiek samengesteld zijn met een bepaald doel, maar het hoeft niet per se te worden beschouwd als een synergie. Simpel gezegd, alle synergiën zijn blends, maar niet elke blend is een synergie.

Het gebruik van deze termen kan variëren tussen individuele aromatherapeuten
en producenten van etherische oliën. Let daar dus op als je het kant-en-klaar
in de winkel koopt en vraag eventueel de verkoper om uitleg. Het belangrijkste
is dat, ongeacht de terminologie, de combinatie van oliën zorgvuldig wordt
overwogen en afgestemd op het beoogde doel of de gewenste ervaring.
Voor de leesbaarheid zullen we vanaf hier het woord blends gebruiken.

Noten

Noten zijn de sleutelelementen van een etherische olie die de geur en de
samenstelling ervan bepalen. De specifieke noot en kracht erachter kunnen
een enorm verschil maken in hoe jouw blend naar voren komt. Het kan worden
vergeleken met de 'energie' van de olie. Een energie die moet passen bij wie jij
bent. Noten kunnen worden verdeeld in drie soorten: topnoten, middennoten
en basisnoten.

Topnoten

Topnoten verdampen snel en hebben dus een korte levensduur. Ze kunnen
aanvankelijk een sterke geur hebben, waardoor je ze als eerste opmerkt in
blend, maar naarmate de dag vordert, vervaagt deze. Dit zijn drie voorbeelden
van topnoten:

Citroen
Citroen heeft een verfrissende en energieke geur. Het is een topnoot die snel
verdampt en de geurcompositie opent met een heldere, opwekkende noot.
Citroen wordt geroemd om haar verkwikkende en opbeurende eigenschappen.

Lavendel
Lavendel heeft een bloemige en kruidige geur die vaak wordt gebruikt als
topnoot. Het voegt rust en evenwichtigheid toe aan een blend. Lavendel wordt
daarom vaak gebruikt om ontspanning te bevorderen.

Pepermunt

Pepermunt heeft een krachtige, muntachtige geur die de zintuigen stimuleert. Het is een verkwikkende topnoot die snel opkomt en een verfrissend gevoel toevoegt aan een blend. Pepermunt staat bekend om haar verkoelende en verfrissende effecten.

Middennoten

Middennoten vormen het hart van een blend en dragen bij aan de volheid. Ze creëren een harmonieus evenwicht tussen de top- en basisnoten. Dit zijn drie voorbeelden van basisnoten:

Roos

Roos heeft een weelderige, bloemige geur die vaak wordt gebruikt als middennoot. Het voegt een romantische en zoete touch toe aan een blend, waardoor deze een warm en gebalanceerd karakter krijgt. Roos staat symbool voor liefde en wordt gewaardeerd om de kalmerende en opbeurende effecten.

Sandelhout

Sandelhout heeft een warme, houtachtige geur. Het voegt diepte en complexiteit toe. Sandelhout kalmeert werkt aardend. Sandelhout vinden we terug in blends die een gevoel van innerlijke moeten bevorderen.

Ylang-ylang

Ylang-ylang, met zijn onmiskenbare zoete, bloemige geur, voegt een sensuele en exotische noot toe aan een blend. Door zijn ontspannende en harmoniserende eigenschappen, helpt ylang-ylang bij het bevorderen van een positieve stemming.

Basisnoten

Basisnoten doen er lang over om te verdampen en kunnen behoorlijk doordringend blijven naarmate de tijd verstrijkt. Het zijn de warme, gezellige en houtachtige geuren die body hebben. Dit zijn drie voorbeelden van basisnoten:

Patchouli

Patchouli heeft een aarde-achtige, rijke en bedwelmende geur. Het is een klassieke basisnoot die vaak wordt gebruikt om diepte en duur aan een blend toe te voegen. Het staat bekend om zijn kalmerende en aardende eigenschappen.

Vanille

Vanille voegt een zoete, romige noot toe aan een blend en fungeert als een basisnoot met een lang aanhoudende geur. Het heeft kalmerende eigenschappen en brengt een gevoel van comfort en warmte. Vanille wordt vaak gebruikt om blends een zoete en rustgevende ondertoon te geven.

Cederhout

Cederhout heeft een warme, houtachtige geur die doet denken aan het bos. Het biedt stabiliteit. Cederhout heeft rustgevende effecten waar we met succes op kunnen vertrouwen om een gevoel van veiligheid te bevorderen.

Categorieën

De noten kun je indelen op basis van de soort geur die je ervaart. Dit zijn de categorieën die we daarvoor gebruiken:

Bloemig

Bloemige geuren zijn verfrissend, rustgevend en kunnen een gevoel van harmonie bevorderen. Ze worden geassocieerd met ontspanning en positieve emoties. Bloemige etherische oliën kunnen variëren van licht en subtiel tot intens en bedwelmend. Dit zijn drie typisch bloemige geuren

Lavendel

Lavendelolie heeft een kalmerende en evenwichtige bloemengeur. Het staat bekend om haar ontspannende eigenschappen en wordt vaak gebruikt om stress te verminderen.

Roos

Rozenolie heeft een rijke, bedwelmende bloemengeur. Ze wordt gewaardeerd om haar romantische en kalmerende eigenschappen.

Jasmijn

Jasmijnolie heeft een intense en sensuele bloemengeur. Ze wordt ingezet voor het bevorderen van een gevoel van optimisme en ontspanning.

Bloemige geuren worden vaak gecombineerd met kruidige of houtachtige geuren voor een gebalanceerde en complexe aromatherapeutische ervaring. Bijvoorbeeld, lavendel (bloemig) kan goed samengaan met rozemarijn (kruidig) of cederhout (houtachtig) om een veelzijdige geurcombinatie te creëren.

Hout

Houtachtige geuren hebben een aardse en warme kwaliteit. Deze geuren doen ons denken aan stabiliteit, gronding en een gevoel van verbondenheid met de natuur. Houtachtige etherische oliën variëren van subtiel en harsachtig tot diep en bedwelmend. Drie houtachtige geuren:

Cederhout

Cederhoutolie ruikt heerlijk aardse en houtachtig. Ze is geliefd om haar kalmerende eigenschappen. Het kan een gevoel van gronding bevorderen.

Sandelhout

Sandelhoutolie heeft een rijke en warme houtgeur. Het is een geur die je helpt ontspannen. Veel mensen gebruiken sandelhoutolie bij meditaties.

Patchouli

Patchouli heeft een diepe, muskusachtige aardse geur. We kennen **patchouli-olie** van haar aardende en stabiliserende eigenschappen.

Houtachtige geuren laten zich goed combineren gecombineerd met kruidige, bloemige of citrusgeuren. Cederhout (houtachtig) gaat goed samen met bergamot (citrus).

Citrus

Citrusgeuren zijn verfrissend, opbeurend en geven energie. Ze bevorderen een gevoel van helderheid en vitaliteit. Drie lichte en sprankelende citrusetherische oliën zijn:

Citroen

Citroenolie heeft een heldere, verfrissende citrusgeur. Ze werkt opbeurend en zuiverend. Een echte energiebooster.

Sinaasappel

Sinaasappelolie ruikt zoet en fruitig. Sinaasappel is zowel opwekkend als kalmerend. Prima dus om te ontstressen.

Grapefruit

Grapefruitolie heeft een wat scherpere citrusgeur dan citroen en sinaasappel. Je kunt deze olie gebruiken om een gevoel van vitaliteit te bevorderen en om mentale vermoeidheid te verminderen.

Citrusgeuren mengen fijn met kruidige, bloemige of muntachtige geuren. Maak eens een blend met citroen (citrus), pepermunt (muntachtig) en lavendel (bloemig) voor een stimulerende en opwekkende ervaring.

Munt

Muntachtige geuren staan in de in aromatherapie bekend om hun verkoelende, verfrissende en stimulerende eigenschappen. Ze kunnen helpen bij het bevorderen van alertheid en het verlichten van emotionele vermoeidheid. Muntachtige etherische oliën hebben vaak een iets scherpe geur.

Pepermunt

Pepermuntolie geeft een intense, verkoelende muntgeur af. Een superolie voor het bevorderen van concentratie en helder denken.

Eucalyptus

Eucalyptusolie heeft een lekker frisse, scherpe geur. Deze olie is een goede ondersteuning van de luchtwegen.

Rozemarijn

Rozemarijnolie zit een beetje tussen kruidig en muntachtig in qua geur. De stimulerende eigenschappen van deze olie zijn een steuntje in de rug als je last hebt van vermoeidheid.

Muntachtige geuren maken makkelijk vrienden met citrusgeuren, bloemige en kruidige geuren. Zoek je een opbeurende blend? Meng pepermuntolie (muntachtig) met citroenolie (citrus) en rosalina-olie (bloemig).

Kruidig

Kruidige geuren zijn warm, aards en stimulerend. Ze geven een gevoel van gezelligheid en comfort en doen het daarom erg goed in de koude seizoenen. Dit zijn drie echte herfst- en winteroliën:

Kruidnagel
Kruidnagelolie heeft een rijke, kruidige en warme geur. Ze heeft fantastische verwarmende eigenschappen.

Kaneel
Kaneelolie ruikt zoet en kruidig. Zoek niet verder als je warmte en comfort wilt.

Gember
Gemberolie is warme, aards en kruidig van geur. Om haar opwekkende eigenschappen zetten we deze olie vaak in voor het stimuleren van vitaliteit.

Kruidige geuren passen in blends met houtachtige, bloemige en citrusgeuren. Kruidnagel (kruidig) mengt bijvoorbeeld goed met sinaasappel (citrus) en patchouli (houtachtig) voor een warme en uitnodigende sfeer.

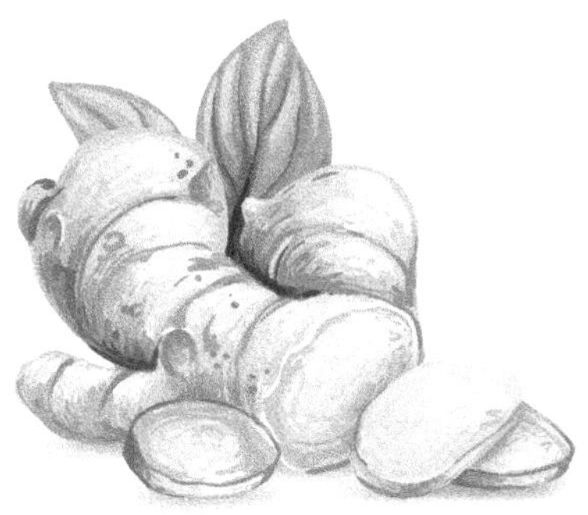

Zoet

Zoete geuren zijn warme, geruststellende en vaak kalmerende geuren. Ze roepen gevoelens van comfort en ontspanning op en worden vaak aangewend om een aangename sfeer te creëren. Dit zijn twee bekende zoete geuren:

Vanille
Vanille-olie heeft een rijke, zoete en romige geur. Het is voor veel mensen een rustgevende en troostende olie die aan hun vroege jeugd doet denken.

Ylang-ylang
Ylang-ylang-olie schenkt ons een bloemige, zoete geur met exotische tonen. Het is een olie vol sensuele suggesties.

Als je op zoek bent naar warmte en kalmte, meng je vanille-olie (zoet) met neroli-olie (bloemig) of spar-olie (houtachtig).

Muskus

Het karakter van muskusachtige geuren is warm, sensueel en aards. Ze kunnen een gevoel van diepte en mysterie toevoegen aan blend. Van deze drie krijgt iedereen het wel een beetje warm:

Patchouli
Patchouli-olie zorgt met haar diepe, muskusachtige geur voor aarding en rust in ontspanningsblends.

Vetiver
Vetiverolie heeft ook al zo'n rijke, aardse en muskusachtige geur. Ze werkt rustgevend en stabiliserend.

Labdanum
Labdanumolie heeft een volle muskusachtige geur met veel boventonen.

> *Muskusachtige geuren voeg je toe aan je blends met houtachtige, kruidige of bloemige geuren om een complexe en diepe ervaring te creëren. Denk aan labdanum (muskusachtig) samen met wierookolie (houtachtig) en ylang-ylang (bloemig) voor een sensuele en spannende mix.*

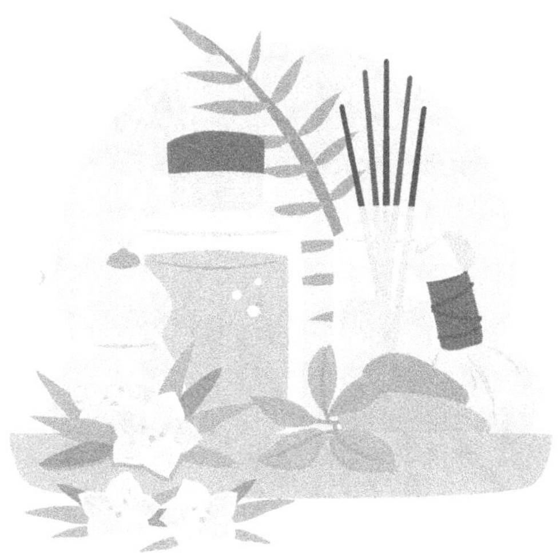

Aarde-achtig

Voor stabiliteit, gronding en een diep contact met de natuur moet je bij aarde-achtige geuren aankloppen. Ook voor verbondenheid met de mensen om je heen zijn oliën die naar aarde ruiken erg geschikt.

Engelwortel

Engelwortelolie heeft bovenop haar aardse geur ook kruidige en lichte muskusachtige boventonen. Ze helpt graag om een emotionele balans te bevorderen.

Galbanum

Galbanumolie is behalve aarde-achtig ook 'groenig' van geur. Een verfrissende olie die een gevoel van balans bevordert.

Nardus

Nardusolie ruikt diep, aards en houtachtig geur. Er gaat een diepe emotionele en spirituele werking van haar uit. Ze staat voor acceptatie en dankbaarheid en wordt daarom ook wel bij stervensbegeleiding gebruikt.

Aarde-achtige geuren worden graag gemengd met houtachtige, kruidige en bloemige geuren om een gebalanceerde en aardse sfeer te creëren. Een bijzondere en harmonieuze combinatie is die van nardus (aarde-achtig) met den (houtachtig) en jasmijn (bloemig).

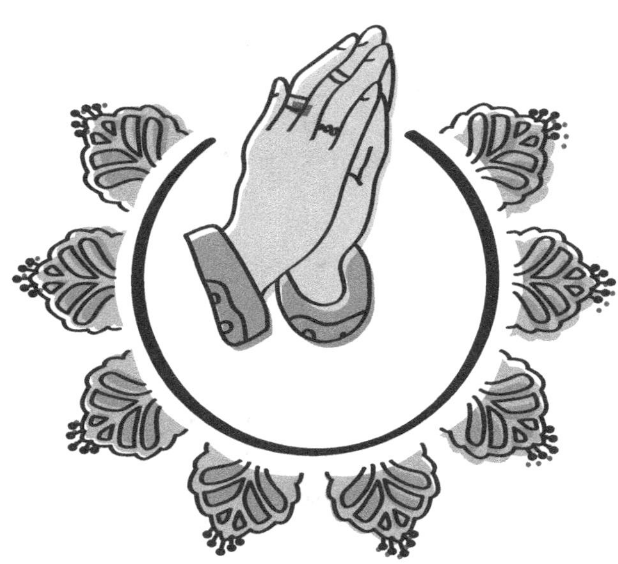

Van A tot 3

Je hebt al heel veel oliën de revue zien passeren en geleerd hoe ze je op veel verschillende manieren kunnen helpen. Om het lekker overzichtelijk te maken, vind je hier een lijst met lichamelijke, mentale en emotionele aspecten van jou, waarmee het soms even wat minder goed kan gaan. Van elk daarvan beginnen we met de etherische oliën die hiervoor in aromatherapie veel gebuikt worden, gevolgd door de eigenschappen van die oliën. Tenslotte krijg je een receptje dat je kunt gebruiken in je diffuser, je blend, je kompres of op een van de vele andere manieren waarop je je lijf, geest of ziel met olie kunt ondersteunen.

We zeggen met nadruk ondersteunen, want hoewel deze etherische oliën nuttig kunnen zijn voor het verlichten van symptomen van de verschillende aandoeningen, moet je ze niet klakkeloos gebruiken als vervanging van een voorgeschreven medische behandeling. Het is altijd belangrijk om medisch advies in te winnen bij een arts voor een diagnose en behandeladvies.

Oliën kunnen een wisselwerking hebben met medicijnen, met elkaar en met andere therapieën, zoals homeopathie, kruidengeneeskunde en acupunctuur. Sommige mensen krijgen allergische reacties van bepaalde oliën. Doe daarom altijd eerst even een patch-test.

Ben je zwanger of geef je borstvoeding? Overleg met je arts, verloskundige of andere medische professional. Echt doen hoor. Sommige etherische oliën bevatten namelijk stoffen die niet goed zijn voor je baby.

Mensen zijn ook gewoon dieren. Wat voor ons geldt, gaat dus ook op voor je hond, je kat, je paard, je goudvis of je witbuikegel. Overleg met je dierenarts als je etherische olie wilt gebruiken voor kwalen waar je dier aan lijdt.

Goed, na deze 80 slagen om de arm, volgt hier dan eindelijk de lijst van A tot Z.

.

Aambeien

- ***Cipres, geranium, tea tree, lavendel.***
- Verlichting van zwelling en irritatie.
- Breng een mengsel van 2 druppels cipres, 2 druppels geranium, 1 druppel tea tree en 1 druppel lavendel aan op een vochtig watje en dep het op de aambeien. Herhaal dit 2 tot 3 keer per dag tot de klachten verminderen.

Acne

- ***Tea tree, lavendel, geranium.***
- Antibacterieel, ontstekingsremmend, voorkomt littekens.
- Maak een gezichtsspray van 100 ml water, 10 druppels tea tree, 10 druppels lavendel en 5 druppels geranium. Maak je gezicht goed schoon. Schud goed voor gebruik en spray het op je gezicht. Gebruik deze spray elke ochtend en avond.

ADHD

- ***Vetiver, lavendel, cederhout, wierook.***
- Kalmerend, concentratiebevorderend.
- Gebruik een diffuser of een nebulizer met 2 druppels vetiver, 2 druppels lavendel, 1 druppel cederhout en 1 druppel wierook. Adem elke dag 10 tot 15 minuten de geur in.

Allergieën

- ***Pepermunt, eucalyptus, tea tree, kamille.***
- Verlichting van allergische reacties.
- Maak een blend van 10 ml draagolie, 5 druppels pepermunt, 5 druppels eucalyptus, 3 druppels tea tree en 2 druppels kamille. Breng het aan op je borst, nek, slapen en achter je oren. Gebruik dit naar behoefte om de allergische reacties te verlichten.

Angst

- ***Lavendel, bergamot, rozenhout, kamille, ylang-ylang.***
- Kalmerend, stressverlichtend.
- Maak een massageolie van 30 ml draagolie, 6 druppels lavendel, 6 druppels bergamot, 3 druppels rozenhout, 3 druppels kamille en 2 druppels ylang-ylang. Masseer het waar je maar wilt op je lichaam of vraag iemand om het voor je te doen. Doe dit minstens één keer per week of wanneer je je angstig voelt.

Artritis, artrose

- ***Gember, wierook, pepermunt, eucalyptus, rozemarijn, marjolein.***
- Ontstekingsremmend, pijnstillend, vermindert stijfheid, verbetert mobiliteit.
- Maak een warm kompres van een handdoek, heet water en 2 druppels gember, 2 druppels wierook, 2 druppels pepermunt, 2 druppels eucalyptus, 1 druppel rozemarijn en 1 druppel marjolein. Leg het 15 tot 20 minuten op de pijnlijke gewrichten. Herhaal dit 2 tot 3 keer per dag of wanneer nodig.

Astma

- ***Eucalyptus, tea tree, pepermunt, rozemarijn, lavendel, tijm.***
- Openen luchtwegen, losmaken slijm, verlichten hoesten, ontstekingsremmend.
- Doe 2 druppels eucalyptus, 2 druppels tea tree, 1 druppel pepermunt, 1 druppel rozemarijn, 1 druppel lavendel en 1 druppel tijm in een kom met heet water. Bedek je hoofd met een handdoek en inhaleer de stoom gedurende 10 minuten. Doe dit 2 tot 3 keer per dag of wanneer je een astma-aanval voelt opkomen.
- Let op: Bij sommige mensen met astma of aanverwante aandoeningen kan deze methode juist een aanval oproepen of verergeren. Probeer het de eerste keer daarom eerst voorzichtig en kort uit.

Blaasontsteking

- ***Tea tree, sandelhout, jeneverbes, niaouli.***
- Bestrijdt infectie, ontstekingsremmend, pijnstillend, ondersteuning urinewegen.
- Maak een badolie van 15 ml draagolie, 5 druppels tea tree, 5 druppels sandelhout, 3 druppels jeneverbes en 2 druppels niaouli. Voeg het toe aan een warm bad waar je 20 minuten in gaat liggen. Doe dit elke dag tot de blaasontsteking over is.

Bloeddrukregulatie

- ***Ylang-ylang, lavendel, citroen, neroli.***
- Stressvermindering, ontspanning.
- Gebruik een diffuser of een nebulizer met 2 druppels ylang-ylang, 2 druppels lavendel, 2 druppels citroen en 2 druppels neroli. Snuif de geur 10 tot 15 minuten per dag op, vooral in de ochtend en de avond.

Brandend maagzuur

- ***Pepermunt, gember, kamille, lavendel.***
- Verlichting van maagklachten.
- Maak een kop thee met een theelepel honing en 2 druppels pepermunt, 2 druppels gember, 1 druppel kamille en 1 druppel lavendel. Roer goed en drink het langzaam op. Doe dit na elke maaltijd of wanneer je last hebt van brandend maagzuur.

Brandwonden

- ***Lavendel, helicrysum, mirre, wierook.***
- Versnelt de genezing, desinfecterend, vermindert littekens.
- Breng een mengsel van 2 druppels lavendel, 2 druppels helicrysum, 1 druppel mirre en 1 druppel wierook aan op een steriel gaasje en leg het op de brandwond. Verbind het met een gewoon verband en vervang het elke dag.

Cellulitis

- *Grapefruit, geranium, cipres, jeneverbes, rozemarijn.*
- Verbetering van de bloedcirculatie, stimuleren lymfedrainage, verstevigen huid.
- Maak een scrub van een kopje zeezout, een kwart kopje draagolie, 10 druppels grapefruit, 5 druppels geranium, 5 druppels cipres, 3 druppels jeneverbes en 2 druppels rozemarijn. Masseer het op de 'probleemgebieden' met een cirkelvormige beweging. Spoel het af met warm water. Doe dit 2 tot 3 keer per week.

Concentratieproblemen

- *Rozemarijn, pepermunt, citroen, basilicum.*
- Mentale alertheid, focus.
- Gebruik een diffuser met 2 druppels rozemarijn, 2 druppels pepermunt, 2 druppels citroen en 2 druppels basilicum. Adem de geur 10 tot 15 minuten per dag in.

Constipatie

- *Venkel, sinaasappel, rozemarijn, citroen.*
- Bevorderen darmbeweging, vergemakkelijken stoelgang, verlichten krampen.
- Maak een massageolie van 30 ml draagolie, 6 druppels venkel, 6 druppels sinaasappel, 3 druppels rozemarijn en 3 druppels citroen. Masseer het in cirkels met de klok mee over je buik. Doe dit 2 tot 3 keer per dag of wanneer je last hebt van constipatie.

Depressie

- *Citrusoliën (bergamot, sinaasappel, grapefruit, neroli, mandarijn), wierook, lavendel, ylang-ylang, salie.*
- Stemmingsverbetering, verheldert de geest, herstelt de vitaliteit.
- Gebruik een diffuser met 2 druppels bergamot, 2 druppels sinaasappel, 2 druppels grapefruit, 2 druppels neroli, 1 druppel mandarijn, 1 druppel wierook, 1 druppel lavendel, 1 druppel ylang-ylang en 1 druppel salie. Adem de geur 10 tot 15 minuten per dag in, vooral in de ochtend en de avond. Dit kan helpen om je stemming te verbeteren, je geest te verhelderen en je vitaliteit te herstellen.

Eczeem

- *Geranium, cederhout, kamille, calendula, lavendel.*
- Kalmerend, hydraterend, jeukverlichtend.
- Breng een mengsel van 2 druppels geranium, 2 druppels cederhout, 1 druppel kamille, 1 druppel calendula en 1 druppel lavendel aan op een vochtig watje en dep het op de eczeem. Herhaal dit 2 tot 3 keer per dag tot de klachten verminderen.

Emotionele balans

- *Ylang-ylang, wierook, lavendel, bergamot.*
- Harmonisatie, ontspanning.
- Gebruik een diffuser met 2 druppels ylang-ylang, 2 druppels wierook, 2 druppels lavendel en 2 druppels bergamot. Adem de geur 10 tot 15 minuten per dag in, vooral in de ochtend en de avond.

Energieverlies

- *Citroen, pepermunt, rozemarijn, sinaasappel.*
- Verkwikkend, stimulerend.
- Gebruik een diffuser met 2 druppels citroen, 2 druppels pepermunt, 2 druppels rozemarijn en 2 druppels sinaasappel. Adem de geur 10 tot 15 minuten per dag in, vooral in de ochtend en de middag.

Geheugenverlies

- *Rozemarijn, pepermunt, citroen, basilicum.*
- Geheugenversterking.
- Gebruik een diffuser met 2 druppels rozemarijn, 2 druppels pepermunt, 2 druppels citroen en 2 druppels basilicum. Adem de geur 10 tot 15 minuten per dag in.

Griep

- ***Eucalyptus, citroen, tijm, oregano.***
- Verhoogt de weerstand, antiviraal, verlicht symptomen.
- Doe 2-3 druppels eucalyptus, citroen, tijm en oregano in een kom met heet water. Bedek je hoofd met een handdoek en inhaleer de stoom 10-15 minuten. Herhaal dit 2-3 keer per dag tot je je beter voelt.

Haaruitval

- ***Rozemarijn, cederhout, lavendel, tijm.***
- Stimulering van haargroei.
- Meng 10 druppels rozemarijn, 10 druppels cederhout, 5 druppels lavendel en 5 druppels tijm met 50 ml draagolie, zoals jojoba of kokosolie. Masseer het mengsel in je hoofdhuid en laat het 30 minuten intrekken. Was je haar daarna met een milde shampoo. Doe dit 2-3 keer per week.

Hoofdpijn

- ***Pepermunt, lavendel, basilicum, rozemarijn.***
- Pijnstillend, verbetert de bloedcirculatie, spanningsverlagend.
- Doe 2 druppels pepermunt, 2 druppels lavendel, 1 druppel basilicum en 1 druppel rozemarijn op een tissue of wattenschijfje. Wrijf het zachtjes over je slapen, voorhoofd en nek.

Hooikoorts

- ***Kamille, lavendel, pepermunt, citrusvruchten.***
- Vermindert allergische reactie, ontstopt de neus, vergemakkelijkt de ademhaling.
- Doe 3 druppels kamille, 3 druppels lavendel, 2 druppels pepermunt en 2 druppels citrusvruchten in een diffuser of een neusspray. Gebruik het 2-3 keer per dag of wanneer je last hebt van een verstopte neus of niesbuien.

Huidirritaties

- *Lavendel, tea tree, kamille, geranium.*
- Kalmerend, helend.
- Doe 2 druppels lavendel, 2 druppels tea tree, 1 druppel kamille en 1 druppel geranium op een wattenstaafje. Dep het voorzichtig op de geïrriteerde plek. Doe dit 2-3 keer per dag of tot de irritatie verdwijnt.

Huidveroudering

- *Roos, wierook, neroli, sandelhout, rozenbottel, lavendel, geranium.*
- Voedend, hydraterend, verminderen rimpels, verbetert de elasticiteit.
- Maak een blend van 30 ml draagolie, 6 druppels roos, 6 druppels wierook, 4 druppels neroli, 4 druppels sandelhout, 2 druppels rozenbottel, 2 druppels lavendel en 2 druppels geranium. Breng een klein beetje van deze blend aan op je schone gezicht en hals. Masseer het zachtjes in met cirkelvormige bewegingen. Doe dit elke ochtend en avond.

Immuunsysteem versterken

- *Tea tree, eucalyptus, citroen, oregano.*
- Weerstandsverhogend.
- Doe 3 druppels tea tree, 3 druppels eucalyptus, 2 druppels citroen en 2 druppels oregano in een glas water. Roer goed en drink het op. Doe dit elke dag of wanneer je je ziek voelt.

Infecties (bacterieel, viraal, schimmel)

- *Tea tree, oregano, citroen, eucalyptus.*
- Antimicrobieel, antiviraal.
- Doe 3 druppels tea tree, 3 druppels oregano, 2 druppels citroen en 2 druppels eucalyptus op een kompres of een verband. Leg het op de geïnfecteerde plek en laat het 15-20 minuten zitten.

Insectenbeten en steken

- ***Lavendel, kamille, tea tree, citronella, pepermunt.***
- Jeukverlichting, vermindert zwelling, bevordert genezing.
- Doe 2 druppels lavendel, 2 druppels kamille, 1 druppel tea tree, 1 druppel citronella en 1 druppel pepermunt op een ijsblokje. Wrijf het over de beet of de steek.

Jetlag

- ***Pepermunt, rozemarijn, citroen, eucalyptus.***
- Verhogen alertheid, verbeteren concentratie, opwekkend.
- Doe 3 druppels pepermunt, 3 druppels rozemarijn, 2 druppels citroen en 2 druppels eucalyptus in een rollerflesje met 10 ml draagolie. Rol het over je polsen, nek en achter je oren. Doe dit elke keer dat je je moe of slaperig voelt.

Jeuk

- ***Kamille, lavendel, tea tree, pepermunt.***
- Verzachtend, verkoelend.
- Doe 3 druppels kamille, 3 druppels lavendel, 2 druppels tea tree en 2 druppels pepermunt in een sprayflesje met 50 ml water. Schud goed en spray het op de jeukende plek.

Kater

- ***Jeneverbes, citroen, pepermunt, rozemarijn.***
- Ontgiftend, verlicht misselijkheid, verhoogt energieniveau.
- Doe 4 druppels jeneverbes, 4 druppels citroen, 2 druppels pepermunt en 2 druppels rozemarijn in een glas water. Roer goed en drink het op. Doe dit zo snel mogelijk na het drinken van alcohol.

Keelpijn

- ***Salie, pepermunt, citroen, eucalyptus.***
- Verzacht de keel, desinfecterend, herstelt de stem.
- Doe 3 druppels salie, 3 druppels pepermunt, 2 druppels citroen en 2 druppels eucalyptus in een kop warm water. Roer goed en gorgel ermee. Doe dit 2-3 keer per dag tot de keelpijn verdwijnt.

Koorts

- ***Pepermunt, eucalyptus, tea tree, lavendel.***
- Verkoelend, koortsverlagend.
- Doe 3 druppels pepermunt, 3 druppels eucalyptus, 2 druppels tea tree en 2 druppels lavendel in een grote kom met koud water. Doop hier een doek in en wring deze uit. Leg de natte doek op je voorhoofd en laat deze 10-15 minuten zo liggen.

Libidoverlies

- ***Ylang-ylang, sandelhout, roos, jasmijn.***
- Verhogen libido, stemmingsverbetering, angstremmend, stimuleert de zintuigen.
- Doe 4 druppels ylang-ylang, 4 druppels sandelhout, 2 druppels roos en 2 druppels jasmijn in een bad met warm water. Ga er, liefst samen met je partner, in liggen en ontspan je.

Luchtwegproblemen

- ***Eucalyptus, tea tree, pepermunt, rozemarijn.***
- Verlichting bij ademhalingsproblemen.
- Doe 4 druppels eucalyptus, 4 druppels tea tree, 2 druppels pepermunt en 2 druppels rozemarijn in een diffuser of een neusspray. Gebruik het 2-3 keer per dag of wanneer je moeite hebt met ademhalen.

Menopauze

- ***Muskaatsalie, geranium, cipres, lavendel.***
- Reguleert de hormoonbalans, verlicht opvliegers, stemminsgverbetering.
- Doe 4 druppels muskaatsalie, 4 druppels geranium, 2 druppels cipres en 2 druppels lavendel in een diffuser. Laat de geur zich verspreiden in je kamer en adem diep in. Doe dit elke dag 15-20 minuten of wanneer je last hebt van opvliegers of stemmingswisselingen.

Menstruatiepijn

- *Lavendel, kamille, marjolein, rozemarijn, gember, venkel, muskaatsalie.*
- Verlichten krampen, reguleren bloedstroom, balanceren hormonen.
- Doe 4 druppels lavendel, 4 druppels kamille, 2 druppels marjolein, 2 druppels rozemarijn, 2 druppels gember, 2 druppels venkel en 2 druppels muskaatsalie in een warmwaterkruik. Leg deze op je onderbuik en laat 15-20 minuten zo liggen.

Migraine

- *Lavendel, pepermunt, basilicum, kamille.*
- Verminderen pijn, verlichten misselijkheid, kalmeren zintuigen.
- Doe 3 druppels pepermunt, 3 druppels lavendel, 2 druppels basilicum en 2 druppels kamille in een kom met heet water. Bedek je hoofd met een zachte handdoek en inhaleer de stoom 10-15 minuten.

Misselijkheid

- *Gember, pepermunt, citroen, lavendel, venkel.*
- Anti-misselijkheid, kalmeren maag, verbeteren spijsvertering, stimuleren eetlust.
- Doe 3 druppels gember, 3 druppels pepermunt, 2 druppels citroen en 2 druppels kamille in een diffuser of een neusspray. Gebruik de spray 2-3 keer per dag of wanneer je je misselijk voelt.

Ontstekingen

- *Wierook, tea tree, gember, lavendel.*
- Ontstekingsremmend.
- Doe 3 druppels tea tree, 3 druppels lavendel, 2 druppels eucalyptus, 2 druppels kamille en 2 druppels wierook in een kom met warm water. Doop hier een lapje in en wring dat uit. Leg het natte doekje op de ontstoken plek en laat het 15-20 minuten zitten.

Overgewicht

- *Grapefruit, citroen, pepermunt, bergamot.*
- Bevorderen metabolisme, onderdrukken eetlust, verhogen insulinegevoeligheid, stimuleren gewichtsverlies.
- Doe 4 druppels grapefruit, 4 druppels citroen, 2 druppels pepermunt en 2 druppels bergamot in een glas water. Roer goed en drink het op. Doe dit elke ochtend voor het ontbijt of wanneer je trek hebt in iets zoets.

Pijn

- *Pepermunt, lavendel, eucalyptus, gember.*
- Pijnstillend, ontspannend.
- Doe 4 druppels pepermunt, 4 druppels lavendel, 2 druppels eucalyptus en 2 druppels gember in een kom met warm water. Doop hier een lapje in en wring het uit. Leg het op de pijnlijke plek en laat het 15-20 minuten zo zitten.

PMS

- *Geranium, muskaatsalie, lavendel, ylang-ylang.*
- Reguleert de hormoonbalans, verlicht krampen, stemminsgverbetering.
- Doe 4 druppels geranium, 4 druppels muskaatsalie, 2 druppels lavendel en 2 druppels ylang-ylang in een bad met warm water. Ga erin liggen en ontspan je. Doe dit minstens één keer per week of wanneer je je prikkelbaar of depressief voelt.

Postnatale depressie

- *Bergamot, rozenhout, geranium, wierook.*
- Emotionele ondersteuning.
- Doe 4 druppels bergamot, 4 druppels rozenhout, 2 druppels geranium en 2 druppels wierook in een diffuser of op een geursteen. Laat de geur zich verspreiden in je kamer en adem diep in. Doe dit elke dag 15-20 minuten of wanneer je je verdrietig of hopeloos voelt.

Reisziekte

- ***Pepermunt, gember, lavendel, citroen.***
- Verminderen misselijkheid, voorkomt duizeligheid, stemminsgverbetering.
- Doe 3 druppels gember, 3 druppels pepermunt, 2 druppels lavendel en 2 druppels citroen in een rollerflesje met 10 ml draagolie. Rol het over je polsen, nek en achter je oren. Doe dit voor en tijdens je reis.

Reumatische pijn

- ***Gember, zwarte peper, lavendel, eucalyptus.***
- Pijnstillend, ontstekingsremmend.
- Maak een massageolie van 30 ml draagolie, 6 druppels gember, 6 druppels zwarte peper, 4 druppels lavendel en 4 druppels eucalyptus. Masseer het over je pijnlijke gewrichten of vraag iemand om dit voor je te doen. Doe dit minstens één keer per dag of wanneer je last hebt van stijfheid of pijn.

Roos

- ***Tea tree, rozemarijn, citroen, salie.***
- Reinigen hoofdhuid, bestrijdt gisten.
- Meng 10 druppels tea tree, 10 druppels rozemarijn, 5 druppels citroen en 5 druppels salie met 50 ml draagolie, zoals jojoba of kokosolie. Masseer het mengsel in je hoofdhuid en laat het 30 minuten intrekken. Was je haar daarna met een milde shampoo. Doe dit 2-3 keer per week voor het beste resultaat.

RSI

- ***Marjolein, eucalyptus, lavendel, zwarte peper.***
- Spierontspannend, pijnstillend, ontstekingsremmend.
- Doe 4 druppels marjolein, 4 druppels eucalyptus, 2 druppels lavendel en 2 druppels zwarte peper in een kom met warm water. Doop hier een doekje in en wring het uit. Leg het op je arm en laat het 15-20 minuten zitten.

Rugpijn

- *Eucalyptus, lavendel, marjolein, rozemarijn.*
- Pijnstillend, spierontspannend, verbeteren mobiliteit.
- Doe 4 druppels lavendel, 4 druppels marjolein, 2 druppels gember, 2 druppels eucalyptus en 2 druppels rozemarijn in een warmwaterkruik. Leg deze op je rug en laat 15-20 minuten liggen.

Rusteloosheid

- *Lavendel, kamille, bergamot, ylang-ylang.*
- Kalmerend, slaapbevorderend.
- Doe 4 druppels lavendel, 4 druppels kamille, 2 druppels bergamot en 2 druppels ylang-ylang in een diffuser. Laat de geur zich verspreiden in je kamer en adem diep in. Als je erbij gaat liggen, werkt het nog beter.

Sinusitis

- *Eucalyptus, pepermunt, tijm, oregano.*
- Openen sinussen, verminderen slijmproductie, bestrijden infectie.
- Doe 4 druppels eucalyptus, 4 druppels pepermunt, 2 druppels tea tree, 2 druppels tijm en 2 druppels rozemarijn in een kom met heet water. Bedek je hoofd met een handdoek en inhaleer de stoom 10-15 minuten. Herhaal dit 2-3 keer per dag of tot je sinussen weer open zijn.

Slaapproblemen

- *Lavendel, kamille, bergamot, jasmijn, vetiver.*
- Ontspannen geest, slaap opwekken, verbeteren slaapkwaliteit, verlengen slaapduur.
- Doe 4 druppels lavendel, 4 druppels kamille, 2 druppels marjolein, 2 druppels ylang-ylang en 2 druppels sandelhout in een diffuser. Laat de geur zich verspreiden in je slaapkamer en adem diep in. Doe dit elke avond voor het slapengaan.

Spierpijn en -spanning

- ***Pepermunt, lavendel, eucalyptus, marjolein, rozemarijn, zwarte peper.***
- Spierontspannend, pijnstillend, ontstekingsremmend.
- Maak een massageolie van 30 ml draagolie, 6 druppels lavendel, 6 druppels marjolein, 4 druppels pepermunt, 4 druppels eucalyptus, 2 druppels rozemarijn en 2 druppels gember. Masseer het over je pijnlijke spieren of vraag iemand om dit voor je te doen. Doe dit minstens één keer per dag of na het sporten.

Spijsverteringsproblemen

- ***Pepermunt, gember, venkel, koriander.***
- Verlichting van spijsverteringsproblemen.
- Doe 4 druppels pepermunt, 4 druppels gember, 2 druppels venkel en 2 druppels koriander in een rollerflesje met 10 ml draagolie. Rol het over je buik en masseer het zachtjes in. Doe dit 2-3 keer per dag of wanneer je last hebt van een opgeblazen gevoel, krampen of constipatie.

Stress

- ***Lavendel, bergamot, wierook, geranium, kamille.***
- Stressverlichting, ontspanning, verlagen cortisolspiegel, verlagen bloeddruk, vertragen hartslag.
- Doe 4 druppels lavendel, 4 druppels bergamot, 2 druppels ylang-ylang, 2 druppels kamille, 2 druppels geranium en 2 druppels wierook in een bad met warm water. Ga erin liggen en ontspan je. Doe dit minstens één keer per week of wanneer je je gestrest voelt.

Tandpijn

- ***Kruidnagel, pepermunt, tea tree, lavendel.***
- Pijnstillend, verdovend, desinfecterend, vermindert zwelling.
- Doe 3 druppels kruidnagel, 3 druppels pepermunt, 2 druppels tea tree en 2 druppels lavendel op een wattenstaafje. Dep het voorzichtig op de pijnlijke tand of het tandvlees. Doe dit 2-3 keer per dag of tot de pijn verdwijnt. En bel de tandarts.

Tenniselleboog

- *Marjolein, eucalyptus, lavendel, zwarte peper.*
- Spierontspannend, pijnstillend, ontstekingsremmend.
- Doe 4 druppels marjolein, 4 druppels eucalyptus, 2 druppels lavendel en 2 druppels zwarte peper in een kom met warm water. Doop hier een lapje in en wring het uit. Leg het op je elleboog en laat het 15-20 minuten zitten.

Traumaverwerking

- *Wierook, lavendel, kamille, rozenhout.*
- Emotionele heling, kalmerend.
- Doe 4 druppels wierook, 4 druppels lavendel, 2 druppels kamille en 2 druppels rozenhout in een bad met warm water. Ga erin liggen en ontspan je. Doe dit minstens één keer per week of wanneer je je angstig of getraumatiseerd voelt.

Verkoudheid

- *Citrusoliën (bergamot, sinaasappel, grapefruit, neroli, mandarijn), eucalyptus, tea tree, pepermunt, tijm, ravintsara.*
- Ontstekingsremmend, ademhalingsverlichting, weerstandsverhogend.
- Doe 4 druppels eucalyptus, 4 druppels citroen, 2 druppels tea tree, 2 druppels tijm, 2 druppels pepermunt en 2 druppels rozemarijn in een kom met heet water. Bedek je hoofd met een handdoek en inhaleer de stoom 10-15 minuten. Herhaal dit 2-3 keer per dag tot je je beter voelt.

Vermoeidheid

- *Pepermunt, citroen, eucalyptus, rozemarijn, basilicum.*
- Opwekkend, stimulerend, vergroot alertheid, verbetert concentratie.
- Doe 4 druppels pepermunt, 4 druppels rozemarijn, 3 druppels citroen, 3 druppels sinaasappel, 2 druppels grapefruit en 2 druppels basilicum in een rollerflesje met 10 ml draagolie. Rol het over je polsen, nek en achter je oren. Doe dit elke keer dat je je moe of slaperig voelt.

Voorjaarsmoeheid

- *Grapefruit, citroen, pepermunt, sinaasappel.*
- Opwekkend, stimulerend.
- Doe 4 druppels grapefruit, 4 druppels citroen, 2 druppels pepermunt en 2 druppels sinaasappel in een diffuser of op een geursteen. Laat de geur zich verspreiden in je kamer en adem diep in. Doe dit elke dag 15-20 minuten of wanneer je je moe of lusteloos voelt.

Winderigheid

- *Venkel, pepermunt, gember, koriander*
- Vermindert gasvorming, bevordert spijsvertering, verlicht buikpijn.
- Doe 4 druppels venkel, 4 druppels pepermunt, 2 druppels gember en 2 druppels koriander in een glas water. Roer goed en drink het op. Doe dit 2-3 keer per dag of wanneer je last hebt van gasvorming of buikpijn.

Wondjes

- *Lavendel, tea tree, kamille, helicrysum*
- Wondgenezing, desinfectie.
- Doe 3 druppels lavendel, 3 druppels tea tree, 2 druppels helicrysum, 2 druppels wierook en 2 druppels mirre op een kompres of een verband. Leg het op de wond en laat het 15-20 minuten zitten.

Wratten

- *Tea tree, citroen, oregano, tijm*
- Antiviraal.
- Doe 3 druppels tea tree, 3 druppels citroen, 2 druppels oregano en 2 druppels knoflook op een wattenstaafje. Dep het voorzichtig op de wrat. Doe dit 2-3 keer per dag tot de wrat verdwijnt.

Zenuwachtigheid

- *Lavendel, kamille, bergamot, ylang-ylang*
- Kalmerend, ontspannend.
- Doe 4 druppels lavendel, 4 druppels kamille, 2 druppels bergamot en 2 druppels ylang-ylang in een rollerflesje met 10 ml draagolie. Rol het over je polsen, nek en achter je oren. Doe dit elke keer dat je je zenuwachtig of gespannen voelt.

Zonnebrand

- *Lavendel, aloë vera, pepermunt, kamille, helicrysum.*
- Verkoelend, pijnstillend, versnellen genezing.
- Doe 4 druppels lavendel, 4 druppels aloë vera, 2 druppels pepermunt en 2 druppels kamille in een sprayflesje met 50 ml water. Schud goed en spray het op de verbrande huid.

Basisrecept neusspray

Ingrediënten

- *1 kopje gedestilleerd water*
- *1 theelepel zout (bij voorkeur Keltisch zeezout)*
- *2-3 druppels etherische olie*

1. *Verwarm het gedestilleerde water totdat het lauwwarm is.*
2. *Voeg het zout toe en roer tot het volledig is opgelost.*
3. *Laat het mengsel afkoelen tot kamertemperatuur.*
4. *Voeg de etherische olie toe aan het mengsel.*
5. *Giet de neusspray in een schoon neussprayflesje.*
6. *Schud de fles goed voor elk gebruik.*

Bedankt

In dit boek hebben we samen ontdekt hoe de kracht van etherische oliën ons welzijn en onze mentale, emotionele en fysieke gezondheid op een prachtige manier kan verrijken. Door de geuren en geneeskrachtige eigenschappen van deze natuurlijke schatten te verkennen, hebben we de deur geopend naar een wereld van ontspanning, vitaliteit en evenwicht.

Laat dit boek een bron van inspiratie zijn voor een gezonder, gebalanceerder en meer vervuld leven. Moge de delicate aroma's en helende eigenschappen van etherische oliën je blijven omarmen, elke dag, als een verkwikkende bries voor je lichaam en geest.

Terwijl je dit boek sluit, moedig ik je aan om je eigen essentiële, etherische pad te blijven bewandelen en te ontdekken welke oliën het beste resoneren met jouw unieke behoeften. Laat de essentie van de natuur, van alles wat leeft, jouw reisgenoot zijn op de weg naar welzijn, geluk en schoonheid.

Bedankt voor het lezen van dit boek.

Bloem Bosman

Bronnen

- Advanced aromatherapy : the science of essential oil therapy / Kurt Schnaubelt. Rochester, VT : Healing arts press, 1998. 138 p. ISBN 9780892817436
- Aromatherapy : an A-Z / Patricia Davis. 2e druk. London : Vermilion, 2005. 336 p. ISBN 9780091906610
- Aromecum, aromatherapie van absint tot zonnebloem / Harmen Rijpkema. 10e druk. Eindhoven : Chi international, 2021. 688 p. ISBN 8714243040526
- The complete book of essential oils and aromatherapy, revised and expanded : over 800 natural, nontoxic, and fragrant recipes to create health, beauty, and safe home and work environments / Valerie Ann Worwood. Novato, CA : New world library, 2016. 712 p. ISBN 9781577311393
- The complete guide to aromatherapy / Salvatore Battaglia. 3e druk. Brisbane : Black pepper creative, 2018. 630 p. ISBN 9780646428963
- The encyclopedia of essential oils : the complete guide to the use of aromatic oils in aromatherapy, herbalism, health, and well being / Julia Lawless. San Francisco, CA : Conari press, 2013. 224 p. ISBN 9781573246149
- Essential oil safety : a guide for health care professionals / Robert Tisserand, Rodney Young. 2e druk. Edinburgh : Churchill livingstone, 2014. 784 p. ISBN 9780443062414
- Essentiële oliën : gebruiken, voordelen en tips voor aromatherapie / Jan Versteen. Amsterdam : Brave new books, 2023. 76 p. ISBN 9791222438436
- Groot handboek aromatherapie : praktijkgerichte receptuur - massage - EHBO kit - reisapotheek / Greetje Van den Eede, Geert Verhelst. 2e druk. Antwerpen : Manteau, 2020. 416 p. ISBN 9789082692242
- Supergroen - etherische oliën : 70 heilzame oliën voor een gezonde geest in een sterk lichaam / Lisa Butterworth. Tielt : Lannoo, 2019. 160 p. ISBN 9789401304405

Index

M

N

O

P

Q

thymol 58, 71
tijmolie 64, 71
topisch gebruik 8
trauma 100

V

valeriaanolie 40, 53
valeriaanzuur 53
vanille-olie 82
venkel-olie 89
venkelzaadolie 15
verkoudheid 100
vermoeidheid 44, 80, 100
verstopping 68
verstopte neus 27, 36, 55, 67
vetiverolie 71, 82
vetverbranding 41
virus 35
visceraal contactpunt 46
vitamine A 63
vitamine E 63
vitamine E-olie 61
voorjaarsmoeheid 101
vrije radicaal 29, 57

W

walnootolie 10, 18
weeënpijn 26
weerstand 46, 64
whole-food 59
wierookolie 22
winderigheid 35, 101

wintergroenolie 9, 18
witte den-olie 9
wond 32, 35, 101
wrat 101

Y

ylang-ylang-olie 33, 40, 52, 64, 82

Z

zalving 28
zenuwachtigheid 102
zenuwpijn 71
zenuwstelsel 25, 33, 46, 47, 53, 65
ziekte van Alzheimer 31
zonnebrand 35, 63, 102
zuiveringszout 12
zwangerschap 85
zwarte peper-olie 99, 100
zwavel 17
zwemmerseczeem 64